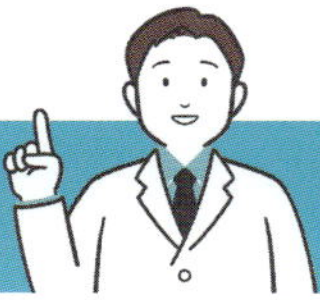

“視力格差”時代に警鐘！

専門名医がどうしても伝えたい

一生目が見える人のすごい習慣

真鍋眼科 院長
眼科医、緑内障専門医　真鍋 佑介

扶桑社

はじめに

眼科医・緑内障《りょくないしょう》専門医の真鍋《まなべ》です。みなさんがこの本を手に取ったということは、自分の目の状態について何か不安があるのだと思います。最近になって目がかすんできたとか、文字が見えにくくなったとか、眼科で緑内障の疑いがあると言われたとか……。このままどんどん視力が落ちていって、最悪失明してしまうのでは、と恐怖を抱いているかもしれません。

視覚は生きていく中で最も重要な感覚です。私たちは日常生活で得られる情報の8割を視覚から得ていると言われています。ですので、目という器官の健康を維持し、一生目が見えるようにしていく習慣作りが大事です。

目は精密でデリケートな器官です。角膜《かくまく》や水晶体《すいしょうたい》といった光を通す部位も、網膜《もうまく》に張り巡らされた視神経や毛細血管も、毎日目を使っていくことでストレスを受けていきます。私たち人間は、どうしても老化を止めることはできません。ですから、どんなに健康な人でも40歳を過ぎたら1年に一度は眼科受診をして、精密検査を受けていただきたいです。もしかしたら、重大な病気の初期症状が見つかるかもしれません。大抵の人は、「視力は落ちてきたが、日常生活には困っていない」と眼科へ来ません。その結果、緑内障や加齢《かれい》黄斑変性症《おうはんへんせいしょう》などの病気を見逃してしまうことがあります。

近視の人は日常生活でも眼鏡やコンタクトを使用しているでしょう。それなのに、眼鏡やコンタクトを購入するとき、眼科受診をしていない人が多いのではないでしょうか。近視が進み強度近視になると、眼科疾患のリスクが何倍にも跳ね上がります。健康診断で視力や眼圧の値に異常がなかったとしても、別の疾患が潜んでいる可能性もあります。目の組織は非常に繊細で、軽度であっても一度ダメージを受けると回復が難しい場合があることを知ってください。

まずは眼科を受診すること、そして日々の生活で目に良い習慣を取り入れること。小さな積み重ねが目の健康の格差を生みます。いくつかの急性疾患を除き、視力や視野は急激に悪くなるものではなく、だんだんと、ゆっくりと、しかし着実に悪くなっていきます。人生100年時代と言われる今、ずっと目が見える生活を送りたいなら、早めの検査、早めの生活改善、早めの治療が本当に大事になっていきます。

そして、日々の生活の中での食事や運動、睡眠も大事です。些細なことでも毎日続けていけば確実に変化があります。

本書を読んで目に関わる習慣を見直し、早急に眼科へと行っていただけることを願います。

もくじ

第3章　積み重ねが差を生む毎日の食事習慣…51

第1章

「視力格差」をなくす神習慣はこれ！

"目"はとにかく精密で繊細！少しの不具合で機能が阻害される

人間の眼球は、大人だと約24㎜前後の球体となっており、**体内に光が入ってくる唯一の器官です。「見える」という現象は、単に光が目に入るだけではなく、角膜《かくまく》、虹彩《こうさい》、水晶体《すいしょうたい》、硝子体《しょうしたい》、網膜《もうまく》、視神経《ししんけい》、そして脳の視覚野《しかくや》といった、様々な器官が複雑に連携することで、初めて成り立っています。**

カメラのレンズの役割をするのが「角膜」と「水晶体」という部位です。「虹彩」が瞳《どう》孔《こう》の大きさを変えて光の強さを調整し、水晶体が光を屈折させてピントを調節しています。光は「硝子体」という透明なゼリー状の組織を介して、眼球の奥にある「網膜」に到達し、視細胞で電気信号に変換され、「視神経」へと伝達されます。視神経は、網膜からの情報を脳へと伝える神経線維《せんい》の束で、眼球の後ろから出て、脳へと向かいます。視神経を通って脳に送られた電気信号は、大脳皮質の「視覚野」で情報解析され、形、色、動きなどを認識することで、私たちは「見える」という感覚を得ています。

目が見える仕組み

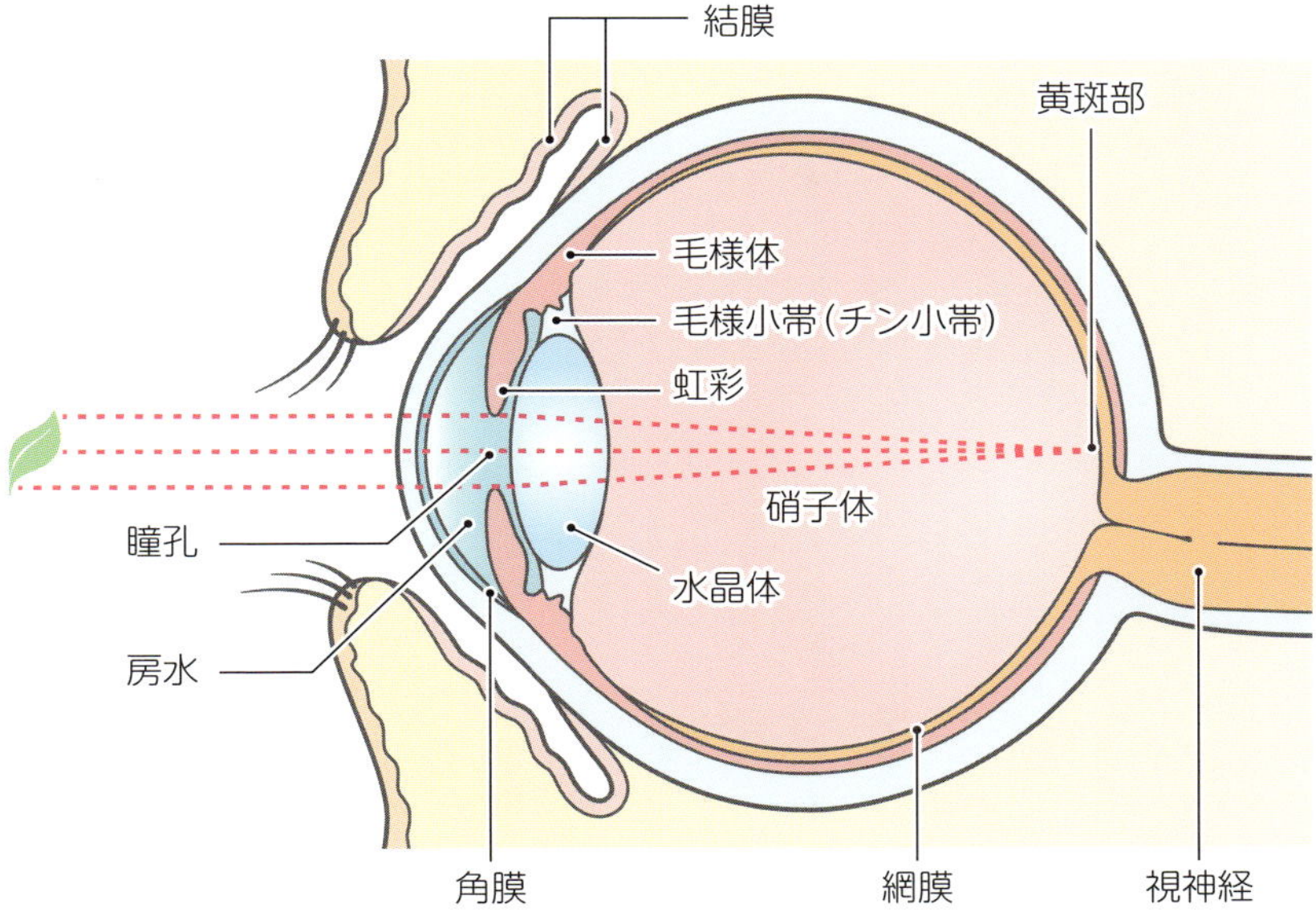

この精巧な仕組みによって、私たちは、周囲の世界を鮮明に捉え、日々の生活を送ることができています。しかし、この「見える」仕組みを正常に機能させるためには、**それぞれの器官が健康な状態であることが重要**です。例えば、角膜が傷ついたり、水晶体が濁ったり、網膜が剥がれたり、視神経に障害が生じると、視力低下や視野欠損など、様々な視覚障害を引き起こします。

本書では、目に生じる様々な不具合を理解し、生活の中で改善すべき習慣について解説していきます。目は40代あたりから不具合が出てきます。定期的に歯医者で虫歯をチェックするように、**眼科へも定期的に通い、不具合がないかチェックすることを推奨**します。見えなくなる前に行動することが大事です。

一生目が見える人のすごい習慣
あなたの大切な目を守る４つの秘訣

目は**私たちの知覚する情報の8割を担っている**と言われ、目から入る情報が生活の質を大きく左右します。しかし、現代社会では、パソコンやスマートフォンの長時間使用、不規則な生活習慣など、目に負担をかける要因が増え、様々な眼疾患《がんしっかん》のリスクが高まっています。それにもかかわらず、眼科へ行かない人が多いです。ものもらいやはやり目など、感染性の炎症であれば自覚症状があるのですが、その他の眼疾患は気づかないまま進行してしまうことが多いです。目の健康を守るためにも次の４つを心がけてください。

①定期的に眼科検診に行く　早期発見・早期治療が、失明を防ぐ

目に何の異常もなかったとしても、**40歳を過ぎたら1年に1回は眼科検診を受ける**ようにしてください。「初老」と呼ばれる40歳は、加齢（老化）によって目に不具合が出始める節目です。視力が良くても、健康体でも、目の老化は訪れます。早期に対処できれば、長く視力や視野を保てる可能性が上がります。

しかし、**すでに強度近視の人や血縁者に緑内障患者がいる人は、年齢に関係なく早めに眼科検診を受けることを推奨します。緑内障をはじめ、眼疾患にかかる可能性が高いから**です。眼鏡、コンタクトを使用している人も、眼科にかかることをお忘れなく。販売店、あるいはインターネットを通じてのみ視力矯正器具を買っている人は要注意です。

②目に良い食事習慣　日々の食事から変えていく

体は食べたものから作られます。**目は特にビタミン、ミネラル、カロテノイド、脂質（DHA、EPA）の影響を受けます**。目は光（紫外線）の刺激を受けやすく、また血管が異常に敏感です。これらの食事習慣については第3章で詳しく解説します。

③適度な運動・睡眠　血流を促進し、自律神経を整える

目は血管や血液の状態、ストレスに敏感です。適度な運動は全身の血行を促進し、目に必要な酸素や栄養素を届けやすくします。さらに、血糖値を下げる効果、眼圧を下げる効果、抗酸化酵素の働きを高める効果なども期待できます。睡眠も、目の疲労回復やストレスの低減に関わります。これらの生活習慣は第4章で紹介します。

④適切な治療の取り組み　目薬や手術について知る

現在では眼疾患に対する治療法が発展してきました。目薬や手術も日々進化しています。それらを、**医師の助言に従《したが》って、適切に施《ほどこ》していくことが大事**です。もし目に不具合が生じても慌てず対処しましょう。治療に関する事柄は第5章で扱っていきます。

日々進化する眼疾患の検査方法
特に緑内障は早期発見が大事！

眼科での検診を受けると、視力検査や眼圧検査の他にも、目の内部を詳しく観察する検査を行います。

1つは**「細隙灯顕微鏡検査《さいげきとうけんびきょうけんさ》」**です。暗くした室内で光を目に当てて、眼球の中を観察するものです。角膜、前房《ぜんぼう》、虹彩、水晶体、硝子体の状態を見ることができるので、炎症が起こっていないか、濁っていないかなどをチェックしていきます。

もう1つは**「眼底検査《がんていけんさ》」**です。こちらは目の〝底〟となる部分を見ていきます。網膜や、脳につながる視神経の束（視神経乳頭《にゅうとう》）やカメラのフィルムに該当する網膜、その中で特に大切な黄斑部《おうはんぶ》、血管の状態を見る検査です。視神経が弱くなっていないか、黄斑の構造は正常か、血管が狭くなっていたり、出血していないかなど様々な観察を行います。

この2つの検査は目の状態をチェックするのに欠かせないものです。これに加えて、網膜の状態をより詳しく検査する方法があります。

OCT検査＝光干渉断層検査

「OCT検査（光干渉断層検査《ひかりかんしょうだんそう》）」は網膜に近赤外線を照射して、その反射から網膜の断層図を作成する検査です。左の画像のように細かな網膜の状態を映し出すことができます。この検査によって、**まだ視野欠損が始まる前の段階である「前視野《ぜんしや》緑内障」という初期段階の緑内障を見つけられるようになりました。**無治療だと平均6年ほどで視野異常がでるとされているため、診断された時点で治療を始めることが多いです。

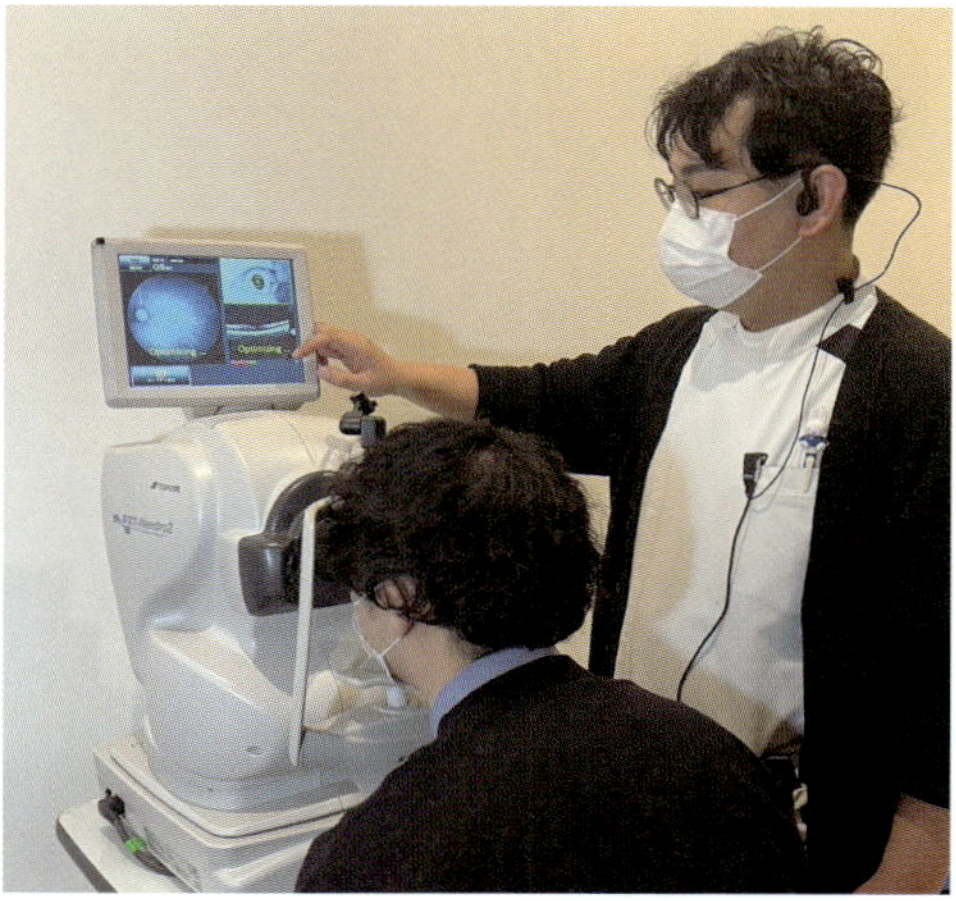

数秒間、光を照射するだけで網膜の断層を下のような画像にできます。従来の眼底検査ではわからない、網膜の微細な状態を見ることができるので、特に緑内障の早期発見に有効です。

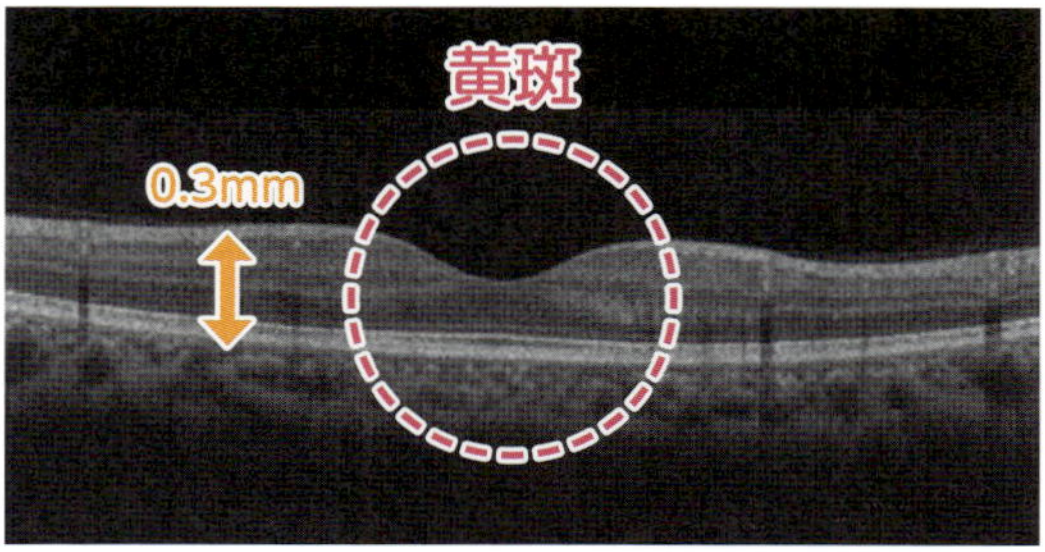

0.3mmしかない網膜の断層を、このように見ることができます。凹んでいるのが視野の中心となる黄斑部。この周辺に異常がないかを見ていきます。

あなたの目は大丈夫？すぐできる目のセルフチェック

まずは眼科を受診して精密検査を受けていただきたいのですが、仕事や家庭の都合がつかずなかなか時間が取れない人が多いです。そこでここでは簡単にできる目のセルフチェックを紹介します。簡易的なものなので、もし目のセルフチェックをいくつかやっていただいて異常がある方は早めに眼科を受診するようにしてください。ただし、これで問題がなければよい、ということは決してありません。

ここで紹介するのは、眼鏡などの矯正が適正かを見る**「二色テスト」**、視界が歪んでいないかを見る**「アムスラーチャート」**、視野が欠けていないかを見る**「砂嵐シート」**、乱視をチェックする**「乱視検査」**、です。

それぞれのページの解説に従って、セルフチェックをしてみてください。「おや？」と違和感があった人は、早めに眼科で詳しく検査をしてもらいましょう。

二色テスト

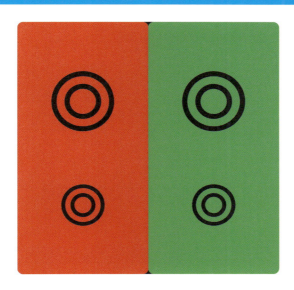

視力矯正の度合いをチェック

片目を隠して上の図を見たとき、どちらの二重丸がはっきり見えるでしょう。近視の方が赤がはっきり見える場合は低矯正（弱め）で、緑がはっきり見える場合は過矯正（強め）であることを表します。（遠視の方は逆になります）眼鏡やコンタクトは、低矯正である分には問題ありません。

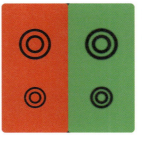

赤がはっきり
低矯正！

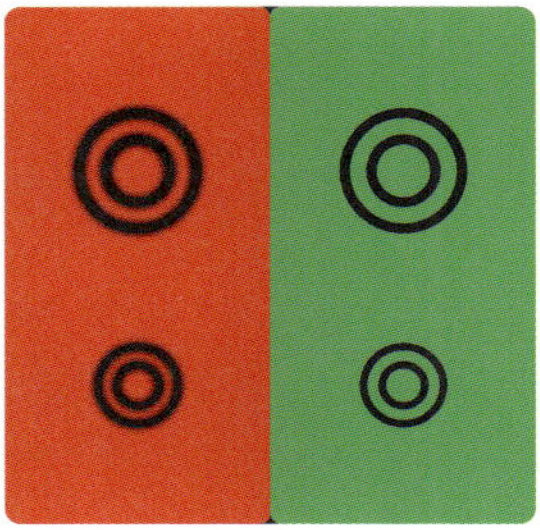

緑がはっきり
過矯正！

アムスラーチャート

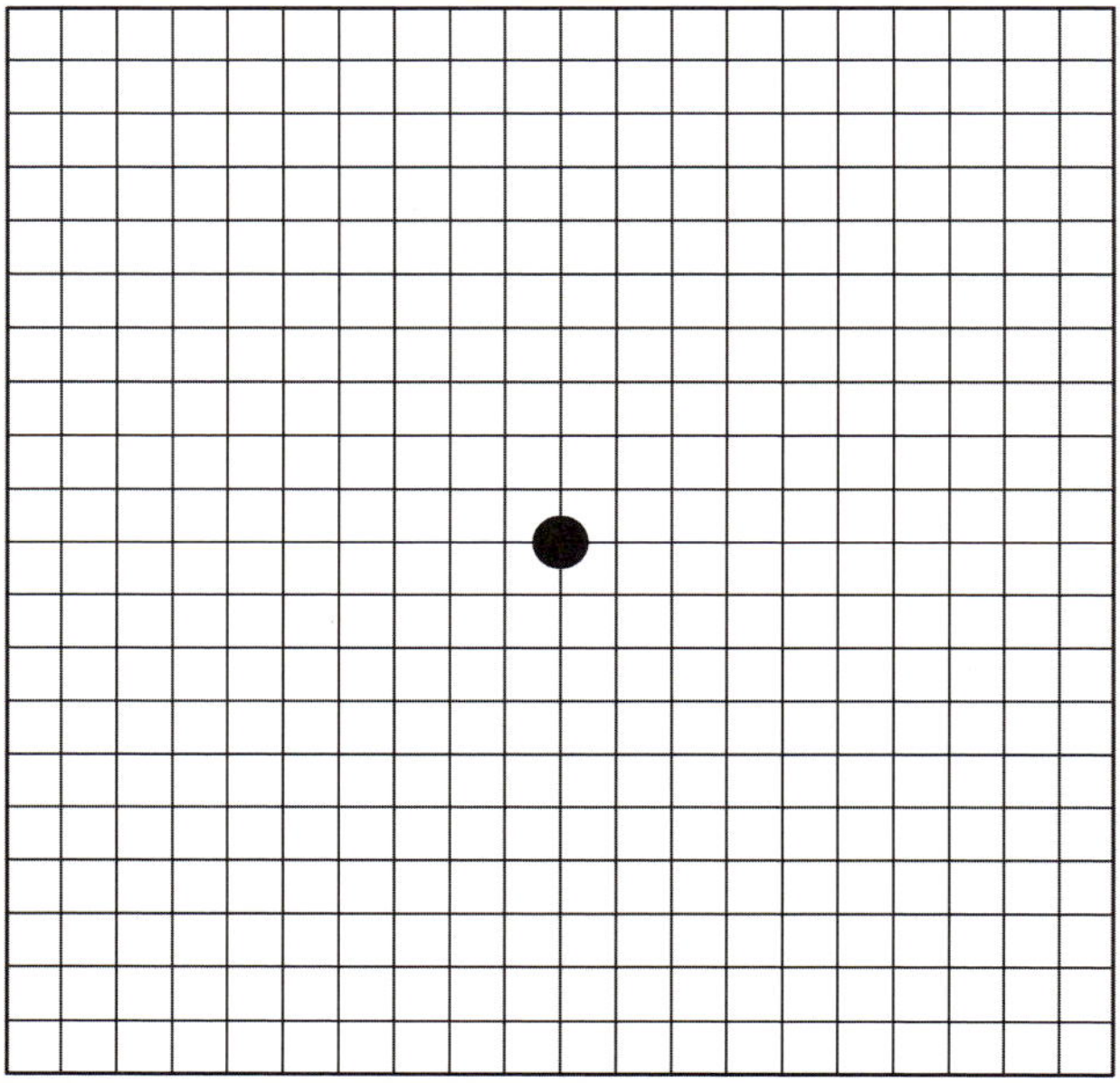

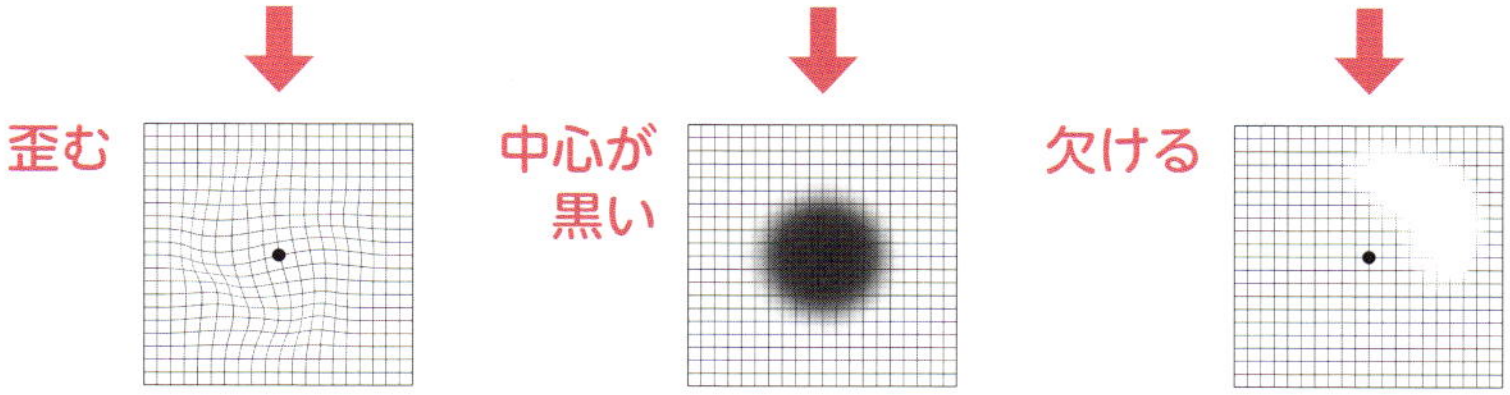

黄斑部の異常をチェック

約30cm離れた位置から、片目で中心点を凝視してください。視点は黒点においたまま、表の状態を見ます。

上の図のように格子模様が歪んでいたり、中心部が黒くなっていたり、格子模様が欠けているなどしたら、黄斑変性症の可能性があります。黄斑は網膜の中心部なので、ここが障害されると視力が極端に下がってしまいます。

砂嵐シート

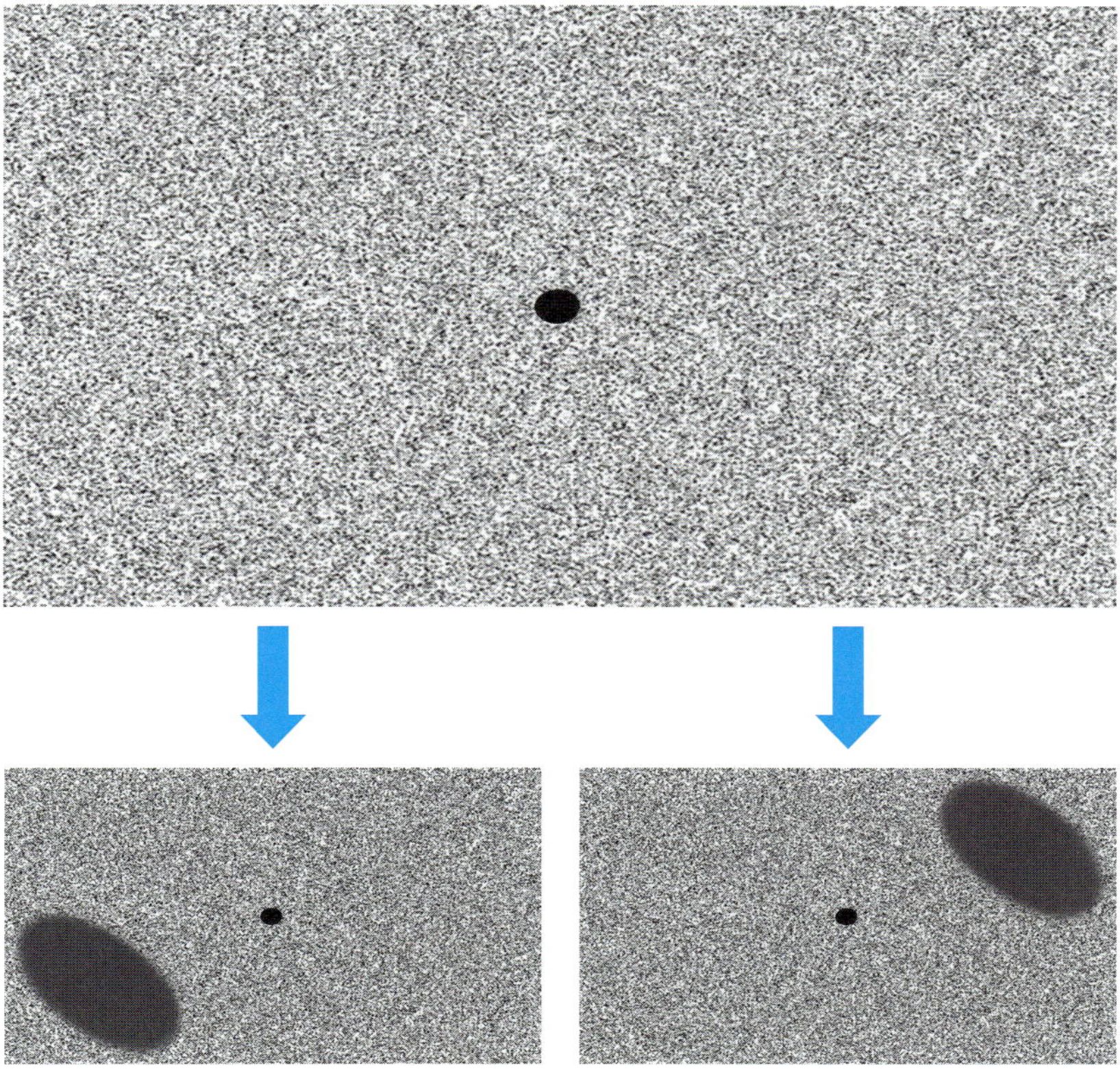

視野の欠損をチェック

約20～30cm離れた位置から、片目で中心点を凝視してください。中心の黒点から視点を外さずに、砂嵐の中に見えづらい部分があるか、調べてください。

上の図のように、他の場所よりも暗くなって、砂嵐の模様がかすんでしまっている部分はないでしょうか。異常を感じた場合、視野障害が起こっている可能性があります。

ただし、緑内障は視野が欠けていなくても発症している可能性があるので、検査は必ず行いましょう。

乱視検査

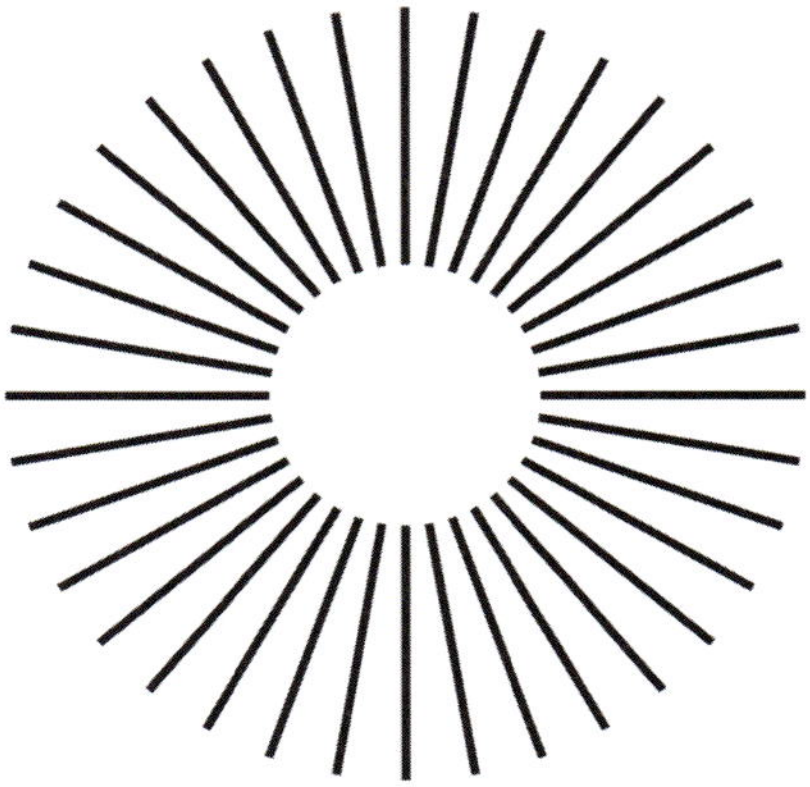

片目を隠し、書面から30cmほど目を離して、５秒ほど上の図を見てください。いずれかの方向で線の濃さや太さが異なって見えると乱視の可能性があります。

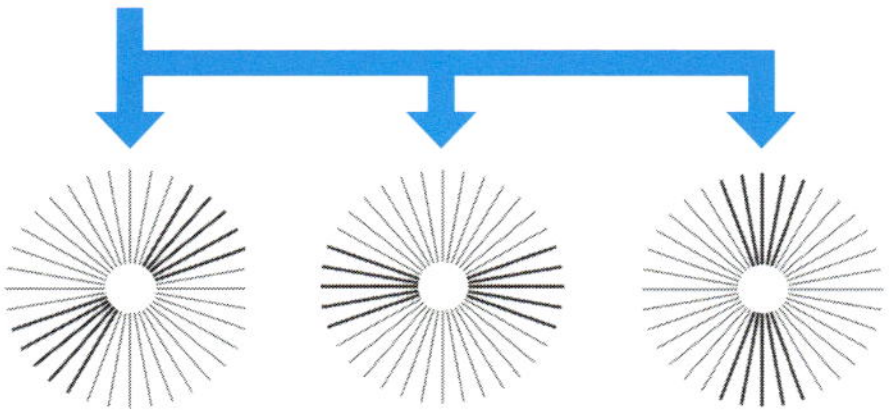

セルフチェックを行ってみて、いかがだったでしょうか。これらはあくまで簡易的な検査ですので、正確に目の状態を測れるものではありません。あくまで目安として用いつつ、気になることがあれば早めに眼科へ行くようにしてください。

次の章から、眼疾患の解説を行っていきます。近視や老眼のように、視力の低下で状態がわかりやすいものもあれば、緑内障のように末期になるまで痛くもかゆくもないものまであります。

眼疾患の多くは、ゆっくりと進行し、長い年月をその病気と歩まなくてはならなくなります。ご自身でしっかりと目のことを把握していただき、自分の目がずっと健康であり続けるように習慣を整えていっていただけると幸いです。

第2章

目が抱えるリスクを理解する

近視は、ただ目が悪いだけじゃない！ その仕組みと疾患リスクを知ろう

「近視《きんし》」は現代社会、特にアジア諸国において急増しており、「Myopia Boom（近視ブーム）」と称されるほどです。日本人の約４割が近視であり、多くの人々が眼鏡やコンタクトレンズで視力を補正し、日常生活を送っています。なので、「目が悪いだけ」「眼鏡やコンタクトレンズで矯正すれば大丈夫」と軽く考えてはいませんか？

実は、近視――特に「強度近視」は、様々な目の病気のリスクを高め、最悪の場合、失明に至る可能性もあります。

近視人口が増加している背景には、現代のライフスタイルが大きく関与しています。読書、勉強、パソコン、スマートフォンの使用など、近くのものを見続ける「近業作業」が増え、反対に外で遊ぶ時間が減り、太陽光を浴びる機会が減少しています。これらの環境要因が、近視の進行を加速させています。**特に、スマートフォンの小さな画面を長時間、近い距離で見続けることは、子供たちの近視増加の大きな要因となっています。**

近視となった眼球は楕円形に伸びている！

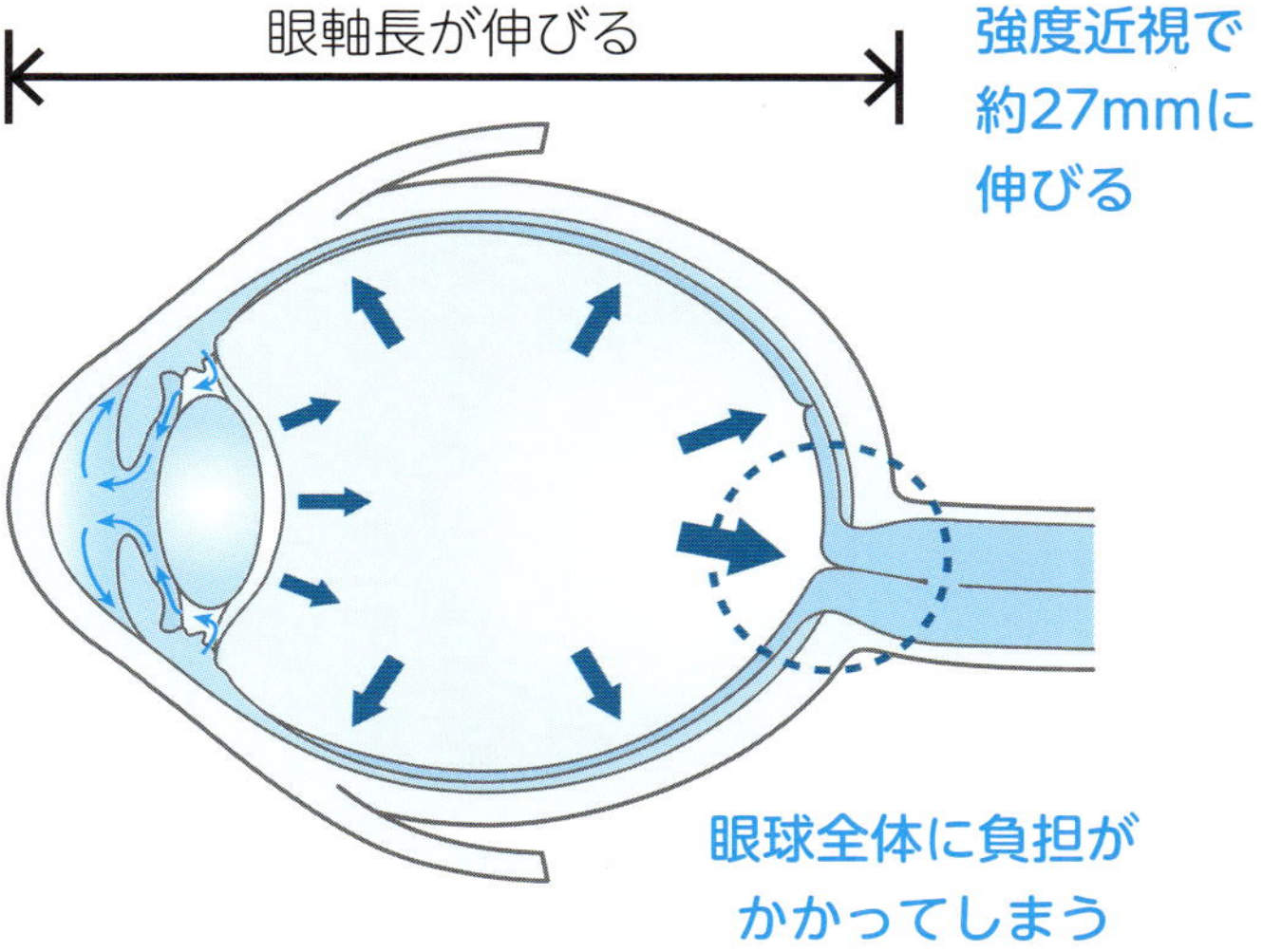

近視の多くは、「軸性《じくせい》近視」と呼ばれる、眼球が前後に伸びるタイプの近視です。正常な眼球の奥行きは約24㎜ですが、たった1㎜伸びるだけで屈折力は約-3D（ディオプター=近視の度数）増えると言われており、強度近視（-6D以上）の人は27㎜を超すようになります。近くのものを見続けていると目のピントを調節する筋肉・毛様体筋《もうようたいきん》が緊張して張り詰めたままになります。**毛様体筋にずっと負担がかかると、脳が勘違いをして「もっと近くを見やすい目にしてあげよう」というように判断します。その結果眼球を前後に楕円《だえん》形に伸ばし（眼軸長を伸ばし）目の構造を作り変えてしまいます。**眼球が大きくなると、網膜や視神経が引き伸ばされてダメージを受けやすい状態になります。この状態は、様々な目の病気のリスクを高めます。

残念ながら、**一度伸びてしまった眼球を元の大きさに戻すことは、現在の医療技術ではできません。**身長が高くなったら、縮めることはできませんよね。それと同じで、眼球も構造が変わってしまったら一生戻りません。そのため、子供の頃から近視を予防し、進行を抑えることが非常に重要になります。

具体的には、**毎日2時間以上の屋外活動**を推奨します。太陽光に含まれるバイオレットライトは、近視進行の原因となる眼軸長の伸長を抑える効果があると言われています。また、太陽光を浴びると分泌されるドーパミンも、近視抑制に効果があると考えられています。実際に、台湾やシンガポールでは、国を挙げて子供の屋外活動を推進した結果、近視人口が減少傾向にあることが報告されています。

さらに、子供が本やスマートフォンなどの画面を見る際には、**目から30㎝以上離し、30分ごとに休憩して30秒間遠くを見る「3つの30」ルール**を徹底することも大切です。一方で、ブルーライトカット眼鏡は、子供の近視予防には効果がなく、むしろ悪影響となる可能性があるため、使用は避けるべきです。ゲームをする際は、時間を1日1時間までとし、小さな画面ではなく、テレビなどの大きな画面で行うようにしましょう。

近視は、大人になっても進行する可能性があります。特に、長時間の近業作業は、近視進行のリスクを高めます。パソコン作業や読書など、近くのものを見続ける作業時は、「3つの30」ルールを適用して休憩を挟み、遠くを見る時間を作るように心がけましょう。

強度近視の人が抱える眼疾患リスク

近視性黄斑症	➡ 845倍
網膜剥離	➡ 12倍
白内障	➡ 4倍
緑内障	➡ 3倍

強度近視の人は、日常生活において目の周りへの刺激を避け、年齢に応じた注意を払うことが重要です。**50歳以降は網膜剥離《はくり》のリスクが高まるため、飛蚊症《ひぶんしょう》が増えるなどの変化があれば、早めに眼科を受診しましょう（P44参照）。**それ以外にも、上の表のように眼疾患のリスクが上がってしまいます。過去に強度近視でレーシックやICL手術を受けた方も、強度近視となって軸長が伸びた眼球の構造は変わらないため、定期的な眼科検診が必要です。

強度近視は将来的な眼疾患リスクが高くなってしまいます。**近視は「ただ目が悪いだけ」ではなく、強度近視に進行すると失明のリスクを高める深刻な状態です。**子供の頃からの予防と、適切な対策を講じることが、生涯にわたって健康な目を維持するために不可欠なのです。

眼鏡をかけている人も、コンタクトをつけている人も、必ず眼科に定期検診へ行き、自分の目の状態を検査してもらうようにしてください。

乱視って本当に悪者？乱視の基礎知識と矯正の必要性

「乱視《らんし》」と聞くと、あまり良いイメージを持たれない方が多いかもしれません。乱視が強いとものが二重に見えたり、ぼやけて見えたりと、日常生活に支障をきたすこともありますが、**乱視は程度の差こそあれどなたにでもありますし、乱視があれば必ず悪いというわけでもありません。**

乱視とは、**目のレンズの役割を果たす角膜が歪んでいるために、焦点が合わない状態**を言います。

乱視は大きく2つの種類に分けられます。1つは角膜のカーブの程度が方向によって違うことによって生じる「正乱視」で、もう1つは円錐《えんすい》角膜などの角膜の病気やケガなどの視力障害によって生じる「不正乱視」です。この不正乱視は眼鏡では矯正できないため、**一般的に乱視といえば眼鏡やコンタクトで矯正できる正乱視のことを言います。**

正乱視にも種類があり、上下方向につぶれるように歪んでいると**「直《ちょく》乱視」**、反対に横方向に歪んでいると**「倒《とう》乱視」**、また斜めに歪んでいるのであれば**「斜《しゃ》乱視」**といいます。（P18の乱視検査で自分がどの乱視かチェックしてみましょう）。若い方は、瞬きをする際のまぶたの圧力によって角膜が上下に圧迫され、直乱視になりやすい傾向があります。その後加齢に伴いまぶたの圧力が低下すると、角膜が横方向に広がりやすくなるので、直乱視から倒乱視へと変化していきます。

このうち斜乱視は視力への影響が大きく、次に倒乱視、直乱視の順に影響されやすいとされています。乱視の種類は加齢とともに変わっていくことがあります。**少しでも乱視があれば矯正が必要なわけではなく、弱い乱視で生活に大きな支障がなく、見え方が気にならない場合は乱視の矯正は必要ありません。**そもそも人の目は完全に球体ではなく多少は歪みがあるので乱視が全く0の人はほとんどいません。

乱視は必ず0にしないといけないものでもないですし、ある程度の乱視は焦点深度（鮮明に見える範囲）を深める働きもあり、乱視のおかげでピントを合わせられる範囲が広くなることもあります。ですので、乱視が必ずしも〝悪〟にはならないとも言えます。**矯正が必要であるかどうかは、乱視であるかどうかではなく「どの程度の乱視なのか」が重要になります。**ある程度以上の場合には視力の低下だけではなく、眼精疲労の原因になってしまいます。ですので、自分にどの程度の乱視があるかを理解したうえで眼鏡、コンタクトレンズでの矯正を行うようにしましょう。

老眼は早期対策が肝心！40代から知っておきたい老眼の対処法

「老眼《ろうがん》」とは、加齢に伴い、近くのものが見えにくくなる症状です。遠くは見えるのに、手元が見えづらい。それは、老眼の典型的な症状です。40歳を過ぎると、多くの方が老眼の症状を自覚し始めます。

読書やスマホの画面を見るとき、近くがぼやける。遠くを見た後に手元など近くを見るとピントが合うまでに時間がかかる。眼鏡やコンタクトを外したほうが手元が見やすい。これらが老眼の初期症状です。

老眼は、目の中でレンズの役割を果たす「水晶体」の弾力性が失われることで起こります。私たちはものを見るとき、水晶体の周りにある「毛様体筋《もうようたいきん》」という筋肉を使って、水晶体の厚みを変えることでピントを調節しています。若い頃は、水晶体に弾力性があるため、毛様体筋が緊張すると水晶体は厚くなり、近くのものにピントが合います。しかし、**年齢を重ねるにつれて、水晶体は徐々に硬くなり、毛様体筋が緊張しても、水晶体が十分**

に厚くならなくなります。その結果、近くのものにピントが合わず、ぼやけて見えるようになるのです。毛様体筋自体の機能は、ほとんど低下しないことがわかっているので、老眼の原因は水晶体の弾力性が失われてしまうことにあります。

水晶体の主成分はタンパク質であり、一度硬くなると、元の柔軟性を取り戻すことはできません。そのため、目を動かす運動や自律神経を改善させるマッサージ、老眼を改善させるとする薬やサプリメントも水晶体には効果がありません。

老眼を自覚するのは40歳頃からであることが多いですが、**実はピント調節力の低下は、20代から始まっています。生活のほとんどが家の中やデスクワークの人は30代から、あえて少し弱めの度数設定（低矯正）にしておくことで、将来的な老眼対策になる可能性があります。**

老眼は誰にでも起こりうる、加齢に伴う自然な現象です。老眼に気づいたときは早めに老眼鏡や遠近のコンタクトレンズに慣れていきましょう。老眼だということを自ら認め、眼科へ相談に行くことが大事です。老眼を治すことはできませんが、適切な対策を講じることで、快適な視生活を維持できます。老眼が進んでから度が強い遠近の眼鏡やコンタクトをしても見え方に慣れない場合があります。そして、実は老眼ではなく緑内障が潜んでいることもあります。40歳を過ぎてから目が見えにくくなった場合は、要注意です。

加齢とともに忍び寄る「白内障」対策をせずに放置は危険！

「白内障《はくないしょう》」は、加齢とともに誰にでも起こりうる目の病気で、進行すると日常生活に支障をきたすだけでなく、他の眼疾患を誘発するリスクもあります。**加齢性白内障は、早ければ40代から始まり、年齢を重ねるごとに発症率は高くなります。**日本人では、**50代で4割前後、60代で7割前後、70代で9割前後、80歳以上ではほぼ100%の人が白内障を発症している**と報告されています。つまり、長生きすれば誰もが経験する可能性のある、非常に身近な病気なのです。

白内障は、目の中の水晶体が白く濁ることで、視界がかすんだり、ぼやけたりする病気です。水晶体は、カメラのレンズのような役割を果たし、外からの光を屈折させて、網膜にピントを合わせる働きをしています。正常な水晶体は無色透明ですが、加齢などの原因によって、水晶体を構成するタンパク質が変性し、白く濁ってきます。この濁りによって、光がうまく透過しなくなり、視力低下などの様々な症状が現れます。

老化で水晶体が白濁、肥大化する

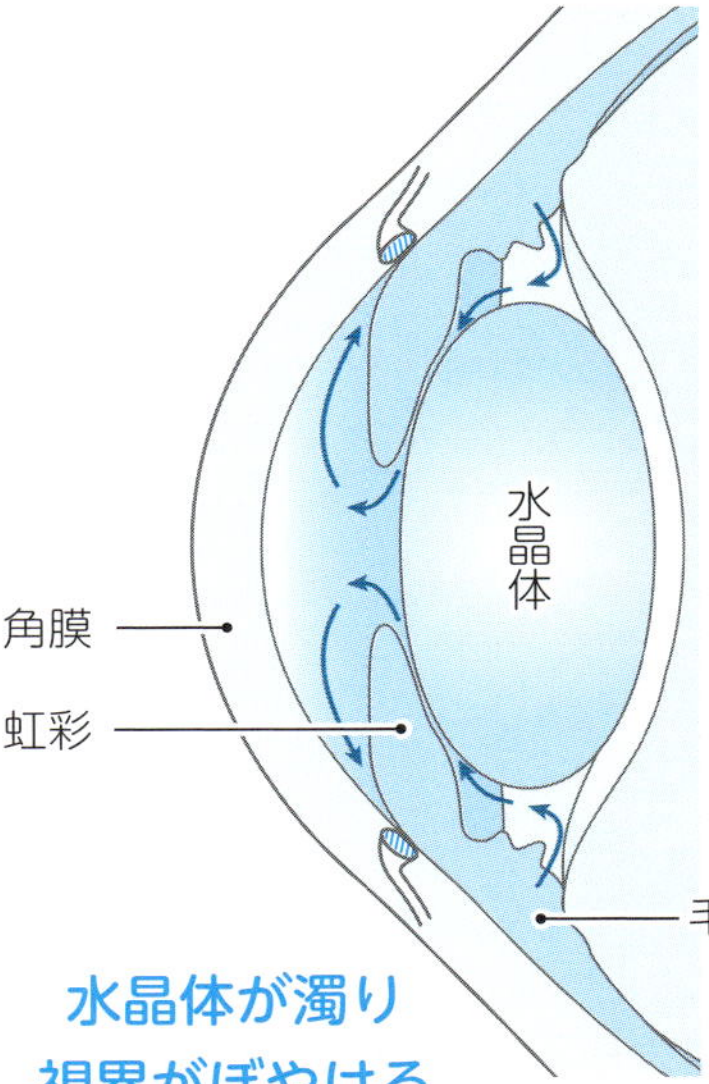
毛様体
視界がぼやける

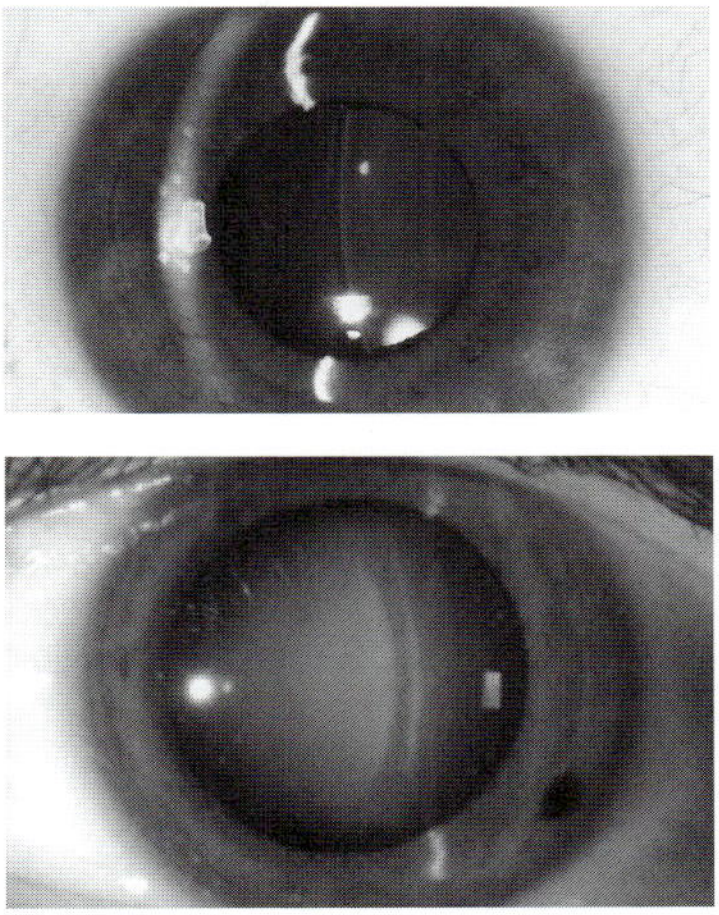

上が正常な水晶体です。下の水晶体は白く濁ってしまっています。

白内障は、早期発見・早期治療が重要な病気です。「最近、目が見えにくい」「光がまぶしい」などの症状があるにも関わらず我慢しながら過ごしていることはないですか？　運転中に何度かヒヤッとした思いをしたことないでしょうか？　白内障の典型的な症状は、**視界のかすみやぼやけ**ですが、それ以外にも、**光を異常にまぶしく感じる「羞明《しゅうめい》」**、**物が二重・三重に見える「複視《ふくし》」**、**暗い場所での見えにくさ**、**色の識別が困難になる**、などの症状が現れます。白内障の検査では、視力検査、屈折検査、細隙灯《さいげきとう》顕微鏡《けんびきょう》検査、眼圧検査、眼底検査などを行い、白内障の有無や進行度、他の眼疾患の有無などを総合的に診断します。

　白内障の治療法には、**主に「点眼薬による治療」と「手術による治療」の2つがあります。**点眼薬は、白内障の進行を遅らせる効果が期待できますが、濁った水晶体を元に戻すことはできません。あくまでも、進行を予防するための補助的な治療法です。一方、手術は、濁った水晶体を取り除き、代わりに人工の眼内レンズを挿入する治療法です。現在、白内障手術は、日帰りで行われることも多く、比較的安全で確立された治療法となっています。

眼内レンズには、主に**「単焦点眼内レンズ」**と**「多焦点眼内レンズ」**の2種類があります。単焦点眼内レンズは、遠方または近方のどちらか一方にピントを合わせたレンズで、健康保険が適用されます。多焦点眼内レンズは、遠方から近方までピントが合うように設計されたレンズで、眼鏡なしで遠くも近くも見やすくなる可能性がありますが、ハロー・グレア（夜間の光の見え方の不具合）などのリスクがあることを理解しておく必要があります。保険適用外の高いものが良く、保険適用のものが悪いというわけでは決してありません。どの眼内レンズが適しているかは、患者さんのライフスタイルや希望する見え方、目の状態などによって異なりますので、医師とよく相談して決めることが大切です。

白内障を完全に予防することはできませんが、日常生活の中で対策をすれば進行を遅らせることができます。そして何より、40歳を過ぎたら、症状がなくても、定期的に眼科検診を受けることをおすすめします。

「白内障は手術すれば治るから」と放置するのは大変危険です。例えば、水晶体の中心部が硬くなる「核《かく》白内障」では、一時的に近視が進んだり、老眼が改善したように感じるこ

眼内レンズごとのメリット・デメリット

	単焦点眼内レンズ	多焦点眼内レンズ
メリット	●ピントが合う範囲での視界が非常にクリア ●健康保険の適応のため費用が比較的安い ●長年の臨床実績があり安全性が高い	●眼鏡なしで遠くも近くも見える可能性が高い ●生活の質の向上に繋がる
デメリット	●手術後も眼鏡が必要になることが多い ●ピントが合う距離が限定的	●費用が高額 ●ハロー・グレアなど見え方の変化の可能性 ●コントラスト（はっきりした見え方）の低下の可能性 ●白内障以外に病気がある方は原則不適応

とがあります。しかし、これらは白内障が進行しているサインであり、放っておけば視力はさらに低下します。

進行した白内障は日常生活に支障をきたすだけでなく、**「急性緑内障発作」**などの他の眼疾患を引き起こす可能性があります。**急性緑内障発作は、眼圧が急激に上昇し、激しい目の痛みや頭痛、吐き気などを伴う病気で、最悪の場合、失明に至ることもあります。**特に、遠視の方や、60歳以降の女性は、注意が必要です。また、**白内障が進行しすぎると、手術の難易度が上がり、合併症のリスクも高まります。**自己判断せず、少しでも見え方に異常を感じたら医師に相談しましょう。

白内障の手術は待って！自分の水晶体を長く使えるように

60歳を過ぎると白内障手術を受ける方が増えていきます。現在、白内障手術は短時間で安全に手術が行えますし、高機能タイプのレンズが登場しているので早めに手術を受けられる方も多くなっています。

ですが、中にはまだ白内障の視覚的な症状がないにもかかわらず、60歳という年齢を理由に「手術をしたほうがいいか」とおっしゃる人もいます。それはちょっと待ってください。**確かに白内障手術を早めに受けて見えやすくなる人もいますが、症状が出ていないのであれば、できるだけ自分の水晶体を長く大事に使っていただきたいです。**

白内障がまだ進行していない段階での手術は、一般的には推奨されていません。手術である以上、感染症などのリスクも伴いますし、ピントを合わせる調節力が十分ある段階で天然の水晶体から人工レンズに置き換えると、この調節力が失われてしまいます。手術前は裸眼で手元が見えていたのに、術後は老眼鏡を使わないと見えないなど、不満に繋がるケースもあります。**白内障の症状がほとんどない段階での手術は、メリットとデメリットを十分に理解した上で、慎重に決断する必要があります。**

水晶体が一度白内障になって濁ってしまうと、元に戻せません。よく卵にたとえられますが、生卵の状態から目玉焼きやゆで卵に変わると、生卵の状態に戻ることはできませんよね。**水晶体もタンパク質でできているので、傷ついて混濁すると元の透明性の高い状態には戻りません。水晶体はデリケートなので、一度傷がつくと再生できないのです。**

水晶体にダメージを与える代表的なものが**紫外線**です。世界保健機関（WHO）は**「白内障の原因の20％は紫外線である」**と報告しています。長年にわたって紫外線を浴び続けると、酸化ストレスによって水晶体内のタンパク質が変性し、白内障の発症リスクが高まります。特に、屋外で長時間過ごすことが多い方は、注意が必要です。外出する際は、**帽子やサングラスを着用し、目を紫外線から守るようにしましょう。また、白内障予防には、UVカット機能のついた眼鏡やコンタクトレンズの使用も効果的です。**

酸化を防ぐための栄養素も重要です。ビタミンCやビタミンE、ルテイン、ゼアキサンチンなどの抗酸化物質は、水晶体の健康を保つために重要な役割を果たしています。

この他にも強度近視や糖尿病、アトピーの人がステロイド薬を使うことでも白内障リスクが高まります。すでに糖尿病やアトピーの治療をしている人は、眼科にも相談し、疾患の予防をしていきましょう。

日本での中途失明原因第1位 気づかないうちに進む「緑内障」

「緑内障《りょくないしょう》」は、文字だけで見れば白内障と似たものだと勘違いしがちですが、全く別の病気です。白内障は水晶体が濁ってくる病気であるのに対し、緑内障はその水晶体を通った光が当たる部分、**網膜にある視神経に障害が起きる病気**です。

その主な危険因子は**「眼圧《がんあつ》」**です。眼球の前方部、水晶体と角膜の間には「房水《ぼうすい》」という液体が流れていて、眼球内の圧力を調整しています。眼圧は健康診断でも測定するもので、正常値は10～21㎜Hgの範囲と言われています。**この房水の流れがなんらかの原因で阻害されて眼圧が上昇すると、目の奥にある視神経が圧迫されて傷ついてしまいます。**すると視神経の傷ついたところは光を処理できなくなり、視野が欠けていってしまうのです。

ところが、緑内障の視野欠損は初期だと自覚症状がほとんどありません。多くの緑内障は、視野の周辺部から徐々に狭まっていく傾向があり、中心部は比較的最後まで残ります。**このため視野が狭まっていることに気づきにくく、緑内障を放置してしまい、症状が**

眼圧が上がると視神経に負荷がかかる

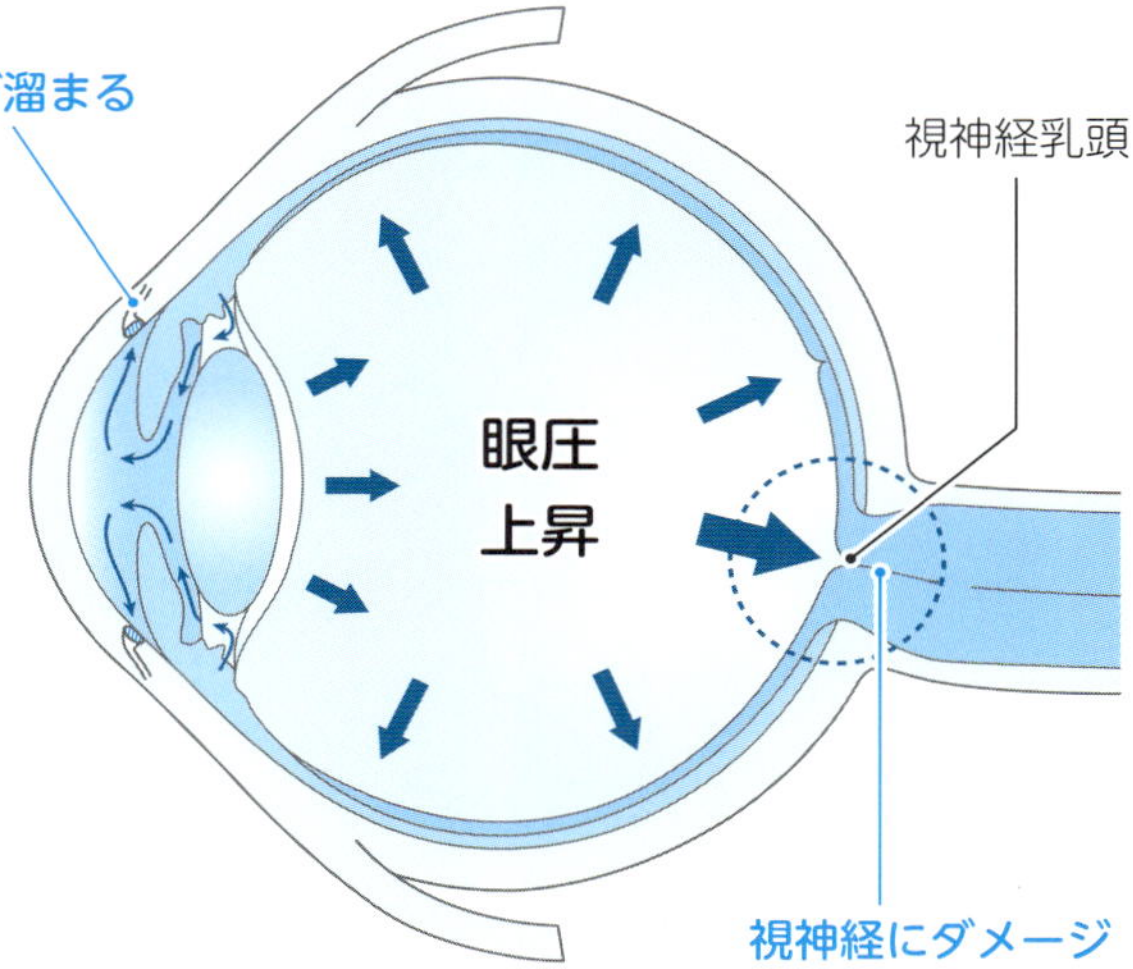

進行し、眼科を訪れたときには末期……ということが多いのです。

現在、日本人の中途失明原因1位がこの緑内障です。中途失明に至った人の４人に１人は緑内障が原因なのです。**痛くもかゆくもなく、自覚症状も出にくいので、なかなか早期発見・早期治療ができません。**視野障害が進み、視野の欠損が中央部に及んでから初めて「見え方がおかしい」「視力が落ちたかも？」と感じ始めます。緑内障は視神経が障害を受ける病気なので、現代の医療では回復させる手段がありません。緑内障が末期になると、治療効果が限定的になるため、予後が悪くなる傾向があります。しかし、**早期発見し、きちんと治療をすれば、99％失明することはありません。**

緑内障のほとんどは、10年以上をかけて

ゆっくりと進行していきます。早期発見し、治療を継続できれば、視神経へのダメージを減らし、緑内障を食い止めることができます。

先に緑内障の危険因子は「眼圧」だと書きましたが、**日本人の約7割は眼圧が正常値なのにもかかわらず緑内障になってしまう「正常眼圧緑内障」**です。健康診断でも眼圧を測定されることがあると思いますが、眼圧が正常値であれば緑内障ではないとは全く言えませんのでご注意ください。

定期健診のなかで、法律で定められた目の検査は、視力検査だけ。視力検査だけでは目の状態は何もわかりません。眼科ではOCTという精密機械があり、非常に早い段階で緑内障を見つけることができます。早期に緑内障を発見し治療を開始すれば、視野欠損を自覚することなく過ごせている方も少なくありません。

大切なのは、**定期的に眼科へ通院し、毎日目薬をさすこと（点眼）。しかしこの点眼治療を途中でやめてしまう人が多いのが実情です。**点眼治療を開始して、3カ月で3割が脱落。1年で4割が脱落。2年経つと治療を続けている人は半分になってしまいます。点眼をやめてしまうと、もちろん緑内障の進行は早まってしまいます。点眼は毎日行う必要がありますし、目薬はさし心地の良いものではありません。それに、緑内障は治療の効果を感じにくく、視野欠損がひどくなければ自覚症状もありません。

緑内障となってしまった人は、この点眼治療を習慣にしなければなりません。

緑内障治療の問題は点眼治療を継続できないこと

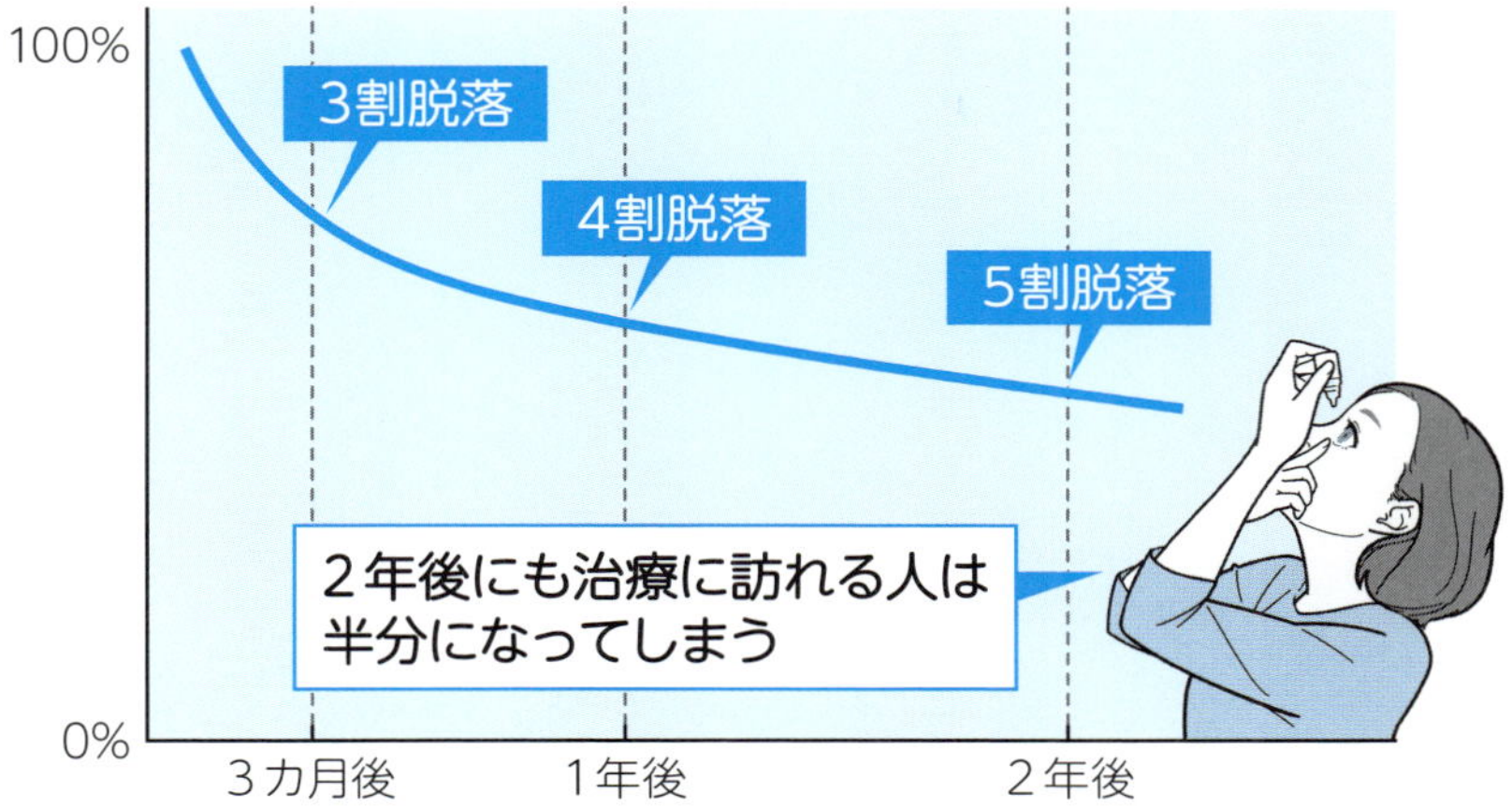

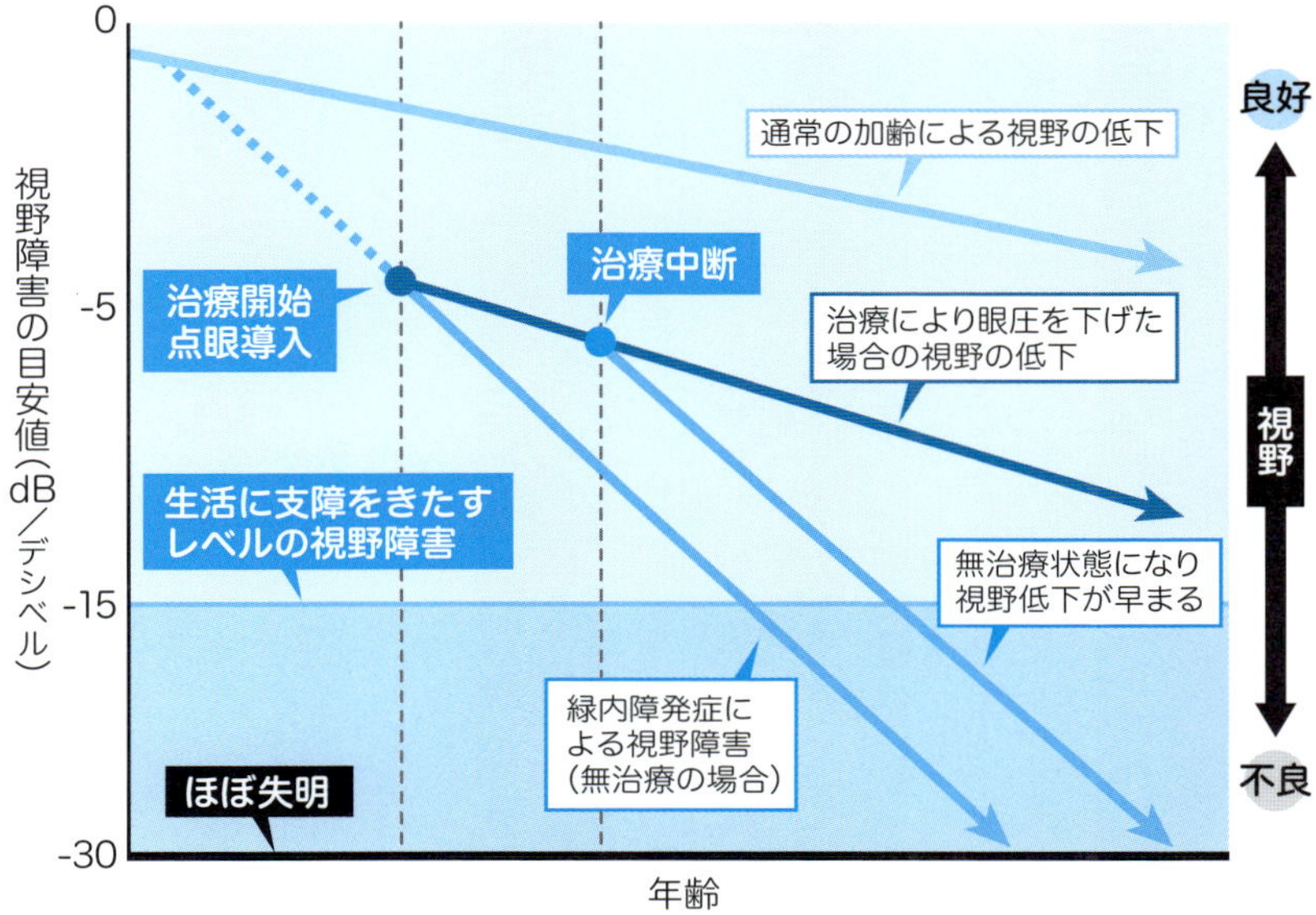

脳が視野欠損部分を補って視野欠損に気づけない

実は、人間の目には最初から視野の欠損があります。**マリオット盲点（生理的暗点）という「見えないスポット」**です。ここは視神経乳頭がある場所で視細胞がなく、光を処理できません。しかし、脳が欠損部分を補正するので、盲点があることを認識できないようになっています。左ページに簡単な盲点チェックがありますので、試してみてください。

盲点と同じように、緑内障による視野欠損が進んでも脳が補正するのでなかなか気づけません。また緑内障は両目が同じように進行していくわけではなく、通常進行具合に左右差があります。左の写真イメージのように視野が欠けていたとしても、まるでしっかり見えているかのように補ってしまうのです。

緑内障の治療では視野検査を行って、欠損の進行度合いを見ていきます。視野欠損はゆっくりと進むので、緑内障が進行しているかどうかがわかるのに最低でも2～3年、平均して5年くらいの経過観察期間が必要となります。

自分では気づけない盲点

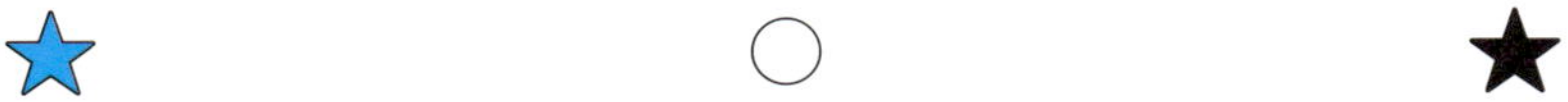

●右目の場合

左目を閉じて、右目だけで中心の○を見続けてください。そのまま紙面から顔を遠ざけたり近づけたりすると、突然右側の**黒い★**が消える瞬間があります。その部分が「マリオット盲点(生理的暗点)」となります。左目の場合は逆に、右目を閉じて左目だけで○を見続けて、左側の青い★に注目してください。

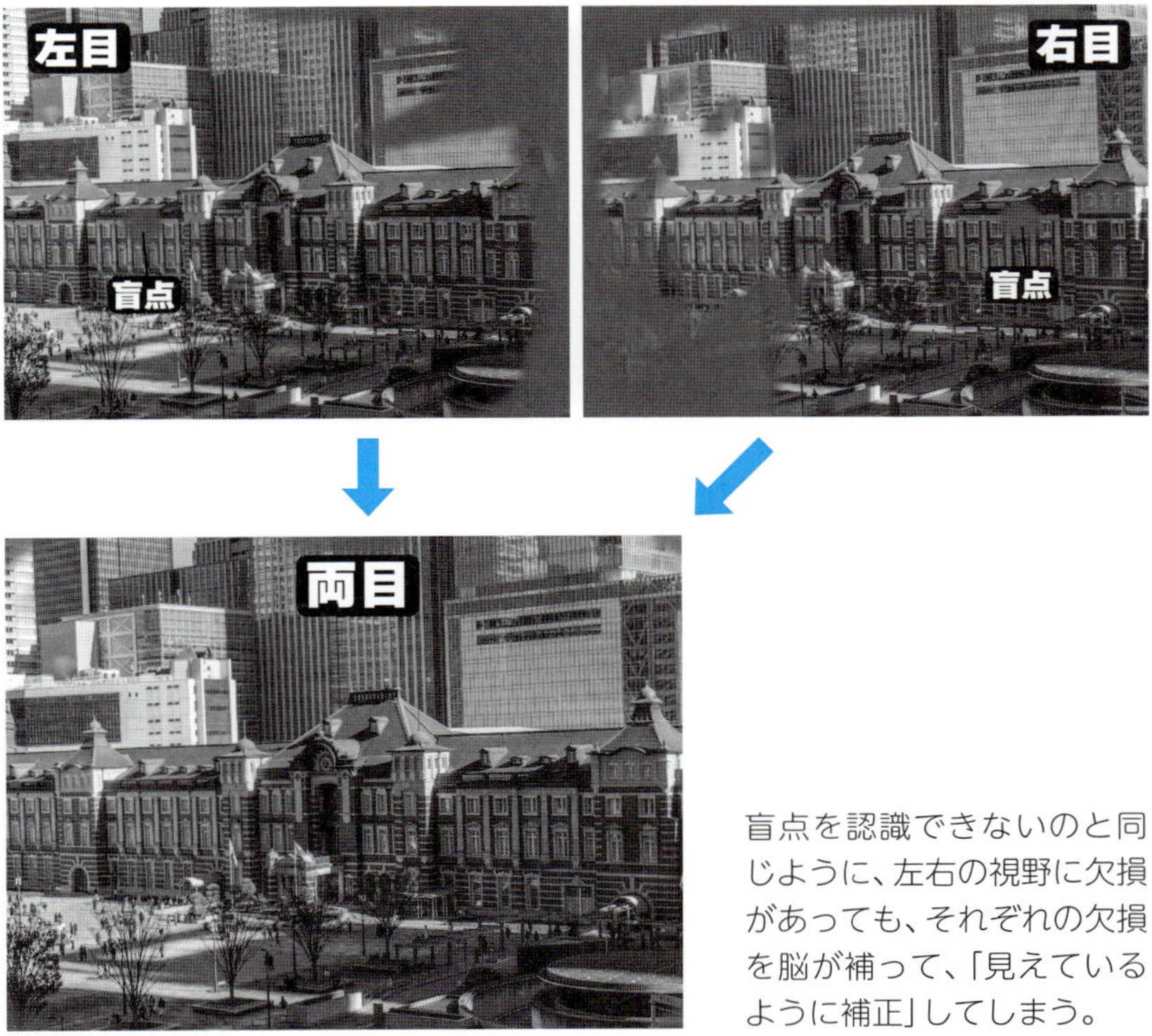

盲点を認識できないのと同じように、左右の視野に欠損があっても、それぞれの欠損を脳が補って、「見えているように補正」してしまう。

視力の中心部に異常が出てしまう「加齢黄斑変性症」

老眼や白内障もそうですが、私たちの体は加齢によって様々な変化が現れます。特に、ものを見るために重要な役割を果たしている「黄斑」がダメージを受けると、視力に深刻な影響を及ぼします。**「加齢黄斑変性症《かれいおうはんへんせいしょう》」**は、その名の通り、加齢によって黄斑が変性し、視力が低下する病気です。黄斑とは、網膜の中心部に位置する直径わずか1・5～2㎜程度の小さな組織です。しかし、**黄斑には視細胞が密集しており、細かい文字を読んだり、人の顔を識別したり、色を鮮やかに見分けたりする能力に深くかかわっています。**

加齢黄斑変性症は、この黄斑が加齢に伴ってダメージを受け、変化することで、視力が低下してしまう病気です。**初期症状としては、「ものが歪んで見える（変視症）」「視界の中心が暗く見える、または欠けて見える（中心暗点）」「視力が低下する」**などが挙げられます。これらの症状は、日常生活に大きな支障をきたすだけでなく、放置すると失明に至る可能性もあります。

黄斑は視野の中心部

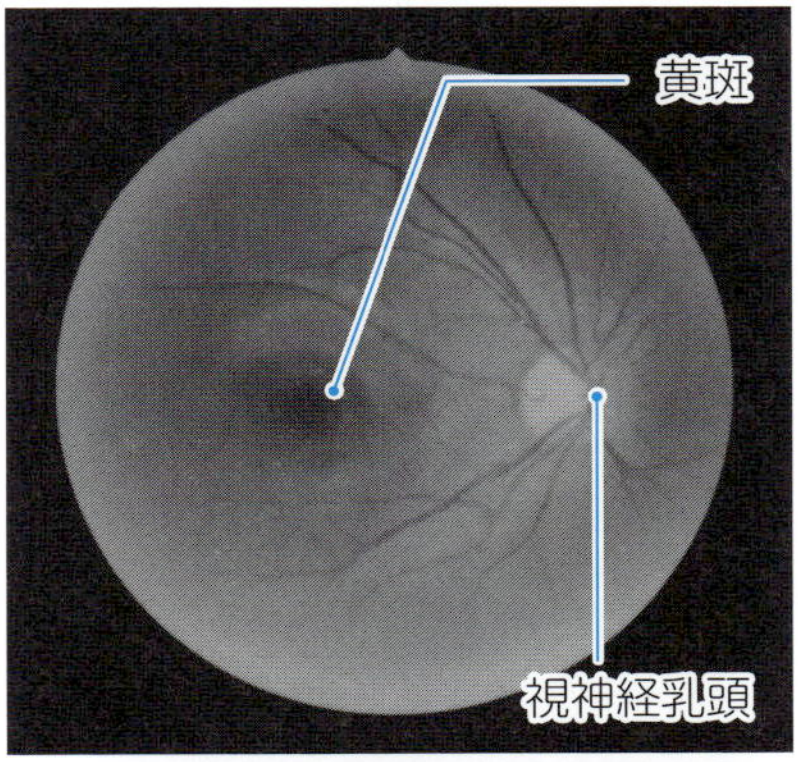

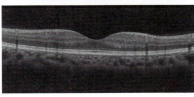

眼底写真の丸い部分が視神経乳頭です。その横、すこし暗くなっている部分が黄斑部です。血流が悪くなり、新生血管が生じることで、黄斑部が膨らんで破れてしまうこともあります。過度な喫煙や飲酒が、黄斑変性のリスクを上げてしまいます。

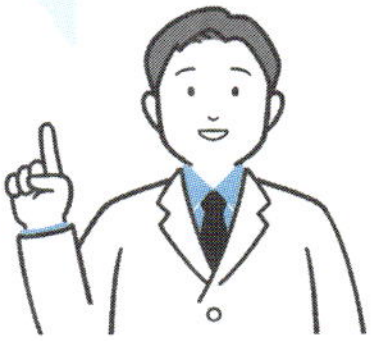

加齢黄斑変性症には、大きく分けて**「萎縮《いしゅく》型」と「滲出《しんしゅつ》型」の2つのタイプ**があります。「萎縮型」は、加齢とともに黄斑の組織が徐々に萎縮していくタイプで、病気の進行は比較的ゆっくりです。一方、「滲出型」は、異常な血管（新生血管）が脈絡膜《みゃくらくまく》から網膜の下や内部に侵入し、黄斑にダメージを与えるタイプです。新生血管は非常にもろく、破れやすいため、出血や血液中の成分が網膜に漏れ出すことで、急激な視力低下を引き起こします。早期に治療を開始すれば、見え方の質を保てる可能性が高まります。そのため、日頃から、片目ずつ「ものが歪んで見えないか」をチェックしておきましょう。P16に掲載した「アムスラーチャート」で異常が認められた場合は加齢黄斑変性が進行している可能性があります。

劣悪な生活習慣が招く病気「糖尿病網膜症」

「糖尿病網膜症《とうにょうびょうもうまくしょう》」は、糖尿病が原因で目の中の網膜という組織が障害を受け、視力が低下する病気です。糖尿病腎症、糖尿病神経障害と並んで、**糖尿病の三大合併症の1つとされ、日本における中途失明原因の上位に位置する、非常に怖い病気です。**

糖尿病は、食べすぎや運動不足、喫煙、ストレスなどの生活習慣が原因で発症する代表的な生活習慣病で、血液中のブドウ糖の濃度（血糖値）が慢性的に高くなってしまいます。この高血糖状態が長く続くと、全身の血管に負担がかかり、動脈硬化が進行します。**特に、網膜には非常に細い血管が密集しているため、高血糖の影響を受けやすく、血管が詰まったり、変形したり、出血したりするなどの障害が起こります。これが、糖尿病網膜症の原因です。**糖尿病網膜症は、その進行度によって、大きく3つの段階があります。

①単純網膜症（初期）

この段階では自覚症状はありません。しかし眼底検査を行うと点状の出血や毛細血管瘤（血管のコブ）、硬性白斑（脂肪やタンパク質などの沈着物）など

高血糖が目の中を破壊する

糖尿病患者の半数前後が「高血圧」を合併しています。この2つの病気は互いに影響し合っています。糖尿病も高血圧も血管にダメージを与え、動脈硬化を起こします。すると酸欠状態になり、新生血管が発生したり、眼球内の血管が詰まることもあります。

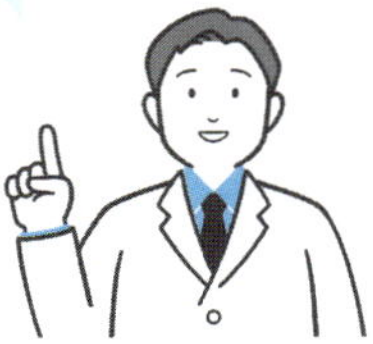

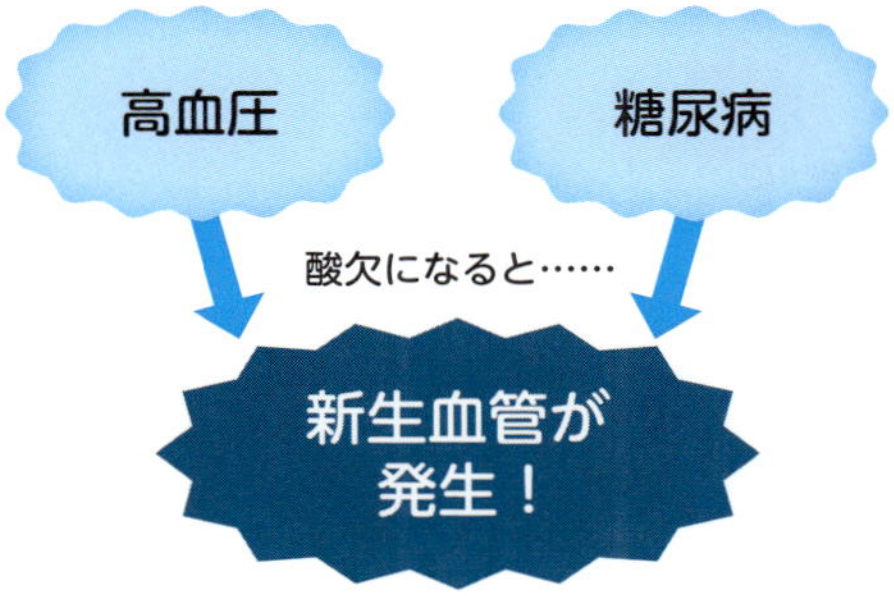

新生血管が黄斑部を破壊する

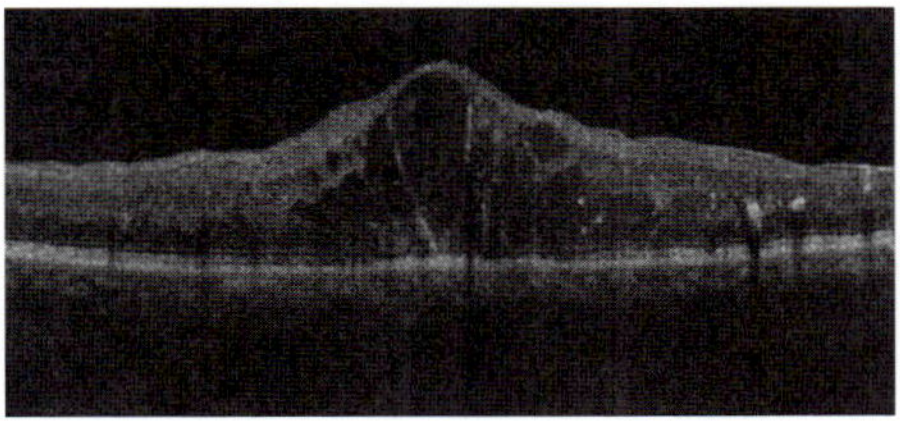

が見られます。この段階で適切な治療と血糖抑制ができれば、進行は抑えられます。

②増殖前網膜症（中期）　血管の閉塞が進み、網膜に酸素や栄養が十分に行き届かなくなった状態です。**この段階になると、かすみ目などの自覚症状が現れることがあります。**レーザー光凝固術や硝子体注射などの専門的な治療が必要となる場合があります。

③増殖網膜症（後期）　酸素不足を補うために、新生血管が発生する段階です。新生血管は非常に脆《もろ》く、硝子体出血や網膜剥離を引き起こします。**房水の流れを止め、一気に眼圧が上がることもあります。そうなると「血管新生緑内障」となり、視野も急激に悪くなり、数カ月後には失明してしまいます。**この段階では、硝子体手術などの外科的治療が必要となる場合があります。

その飛蚊症、見えたら危険！目に穴が空いて、網膜剥離になるかも

私たちの目の中には、「硝子体《しょうしたい》」と呼ばれる、透明なゼリー状の物質が詰まっています。

この硝子体は、若い頃は網膜とぴったりくっついていますが、**50歳を過ぎたあたりで、多くの場合は縮みながら網膜から徐々に剥がれていきます。この現象を「後部《こうぶ》硝子体剥離《はくり》」と呼びます。**後部硝子体剥離自体は、病的なものではなく、生きていれば誰にでも起こりうる生理的な現象です。これに伴って、網膜が引っ張られて刺激を受けると、**「光視症《こうししょう》」という暗い場所や目を閉じたときに、チカチカ、ピカピカと光が走って見える症状**が起きます。**残滓《ざんし》が浮遊すると、「飛蚊症《ひぶんしょう》」という目の前に糸くずやアメーバ、虫のような、自分にしか見えない浮遊物が見える症状**が起こります。どちらもうっとうしい症状ですが、加齢現象であり、有効な治療法もないため経過を見ていくしかありません。

しかし、危険な兆候である場合もあります。光視症が頻繁に起こり、飛蚊症が一気に増えたときは、網膜に異常が起きている可能性が高いです。

飛蚊症が増えたら、要注意

頻繁にチカチカと
光視症が起きる

↓

急激に
飛蚊症が増える

↓

**網膜裂孔から
網膜剥離になる恐れ**

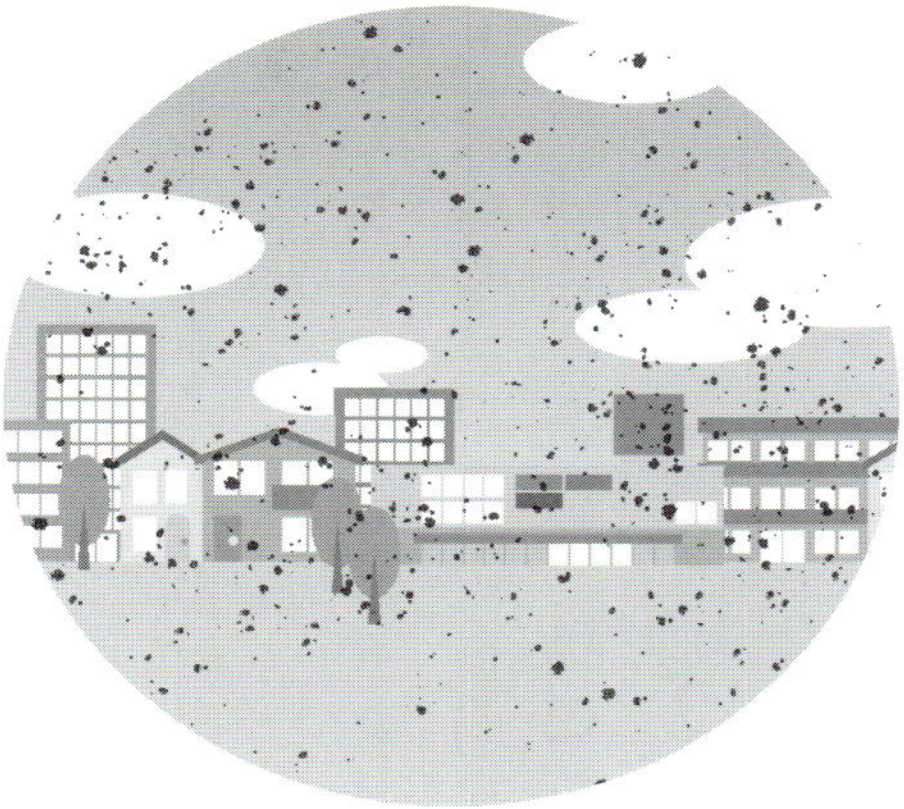

硝子体が網膜から剥がれる過程でどうしても網膜を引っ張るのですが、このときの癒着《ゆちゃく》が強い場合は網膜に穴が開いてしまう「**網膜裂孔《れっこう》**」が起こることがあります。この穴から**網膜が剥がれていってしまう「網膜剥離」になってしまうので放置は危険**です。網膜剥離に至っても早めに判明すればレーザー治療で治せます。ところが、タイミングを逃すと硝子体手術が必要になることがあります。手術が必要な人のほとんどはこのように急に増えた飛蚊症または頻発する光視症を無視してしまうのです。

光視症、飛蚊症に加えて、視野が欠けて見えにくい部分に気づいたり、目の炎症が起きて痛みを感じる場合は、すぐに眼科を受診して、検査してもらうようにしてください。

目の表面のトラブル ドライアイと角膜炎・結膜炎の対処法

目の表面は、涙の層で覆われており、外界からの刺激や乾燥から目を守っています。しかし、この涙の層のバランスが崩れたり、外部からの刺激を受けたりすると、ドライアイや角膜炎・結膜炎などのトラブルを引き起こし、不快な症状が現れます。

「ドライアイ」は、涙の量や質の低下によって、目の表面が乾燥し、様々な不快な症状を引き起こす病気です。近年、パソコンやスマートフォンなどの長時間使用、エアコンの使用、コンタクトレンズの装用などにより、ドライアイに悩む方が増えています。

涙は油層、水層、ムチン層の3層構造になっています。このバランスが崩れると、涙が蒸発しやすくなったり、目の表面に均等に行き渡らなくなったりします。油を出す分泌腺をマイボーム腺と言い、上まぶたに30個、下まぶたに20個程度あります。女性は化粧などで慢性的にマイボーム腺に汚れが残っていることがあります。汚れは細菌の温床となり、ものもらいなどの炎症の原因にもなります。**「リッドハイジーン」というまぶたをしっか**

蒸しタオルの作り方

用意するもの：おしぼりなどの薄手のタオル２枚、ポリ袋１枚

1. １枚のタオルを水で濡らし絞り、ぐるぐるに巻く
2. 電子レンジで（500w）１分加熱する
3. できたホットタオルをポリ袋にいれてさらに乾いた薄手のタオルでくるむ
4. 目を閉じて、まぶたに５分間のせる

これを１日２回朝と晩に続けると効果的です。
くれぐれもやけどにご注意ください。

り洗浄して清潔にするケア方法を試したり、**「温罨法《おんあんぽう》」というホットアイマスクや蒸しタオルでまぶたを温め、綺麗な油が出るようなケア**をしたり、清潔にする方法を行ってください。

目の周りを清潔に保つことで、角膜炎・結膜炎の予防にもなります。これらは、細菌やウイルスの感染、花粉やハウスダストなどのアレルゲン、アトピーなどで炎症を起こします。目やにやかゆみを伴いますが、**指でこすったり押したりしないように我慢しましょう。さらにばい菌が入ったり、前項で解説した網膜剥離を起こしてしまう原因ともなるので要注意です。**

目薬もドライアイには有効です。**血管収縮剤の入っていない第三類医薬品で、防腐剤の塩化ベンザルコニウムが入っていないものから選ぶ**ようにしてください。**保水効果のあるポピドンが含まれている目薬**もおすすめです。他にも、魚やナッツを摂ることでオメガ3脂肪酸という必須脂肪酸が涙の油を安定させてくれます。

これ以上、近視人口を増やさない！近視抑制のカギは「屋外活動」

今、子供たちの「目」が、かつてない危機に瀕しています。現在、世界的に近視人口が増加していますが、これはもちろん小児の近視が増加しているからです。特にアジア圏で増加しており、アジア圏全体では80％の人々が近視だと言われています。受験競争が厳しい地域では、実に8～9割の子供が大人になるまでに近視になると言われています。

日本でも近い結果が出ています。**2022年の文部科学省学校保健統計調査によれば、裸眼視力が1・0未満の子供の割合は、小学生で37・9％、中学生で61・2％、高校生で71・6％となっています。**なぜアジア圏内でこれほど近視人口が増えているのか、明確な理由はないのですが、近年の環境の変化や生活スタイルの変化が言われております。少し前までは、子供といえば、外で元気に走り回る姿が当たり前でした。しかし、現代の子供たちの遊び場は、屋外から屋内へ、そして現実の世界からデジタルの世界へと移行しつつあります。スマートフォンやタブレット、ゲーム機などのデジタルデバイスは、今の子供たちにとっては、最も身近な「おもちゃ」の1つです。

簡単に言うと**〝外で遊ぶ時間が減った〟――これが今の近視人口の増加につながっているのです。**

シンガポールや中国などは国家対策として近視の治療に取り組んでいます。金銭的補助や屋外活動の啓蒙を行っています。1日2時間以上の屋外活動を通達したり、机にバーを設置して近くで教科書を見すぎないようにするという強引な方法も取られています。国が先導して近視抑制に取り組んでいるため、徐々に子供の近視の割合は減らすことができているようです。

子供の近視は適切な処置をすれば進行を食い止められます。1つの対処法として、**低濃度アトロピン点眼薬を用いる方法**があります。通常アトロピンは瞳孔を長時間広げる効果がありますが、低濃度であるため瞳孔を広げる作用を回避しつつ副作用もほぼありません。毎日就寝前に1滴、点眼するだけで、近視の進行を平均30%程度軽減させることが期待されています。

オルソケラトロジーという近視抑制の特殊なコンタクトレンズも近視をコントロールする手段として有効です。夜に装着するハードレンズが角膜を圧迫して、形状を矯正し、裸眼視力を一時的に回復させるものです。子供の場合、眼球の伸長を抑制できる効果が期待できます。

近視の進行を抑えるためには、近くでものを見続けないように意識し、屋外活動を増やすことが大切です。もともと太陽の光を浴びるという行為のメリットは眼だけにとどまらず、心身共に良い影響があるはずです。できるだけ外に出て、元気に遊ぶことを意識するのが良いのではないでしょうか。

老眼用コンタクトレンズが子供の近視抑制になる？

老眼用のコンタクトレンズを使った近視抑制方法があります。2019年から国内で販売されている、**焦点深度拡張型（EDOF型）という特殊な加工がしてあるコンタクトレンズ**で、老眼用と言いつつ偶然にも若い人の近視予防に効果があるとわかりました。この焦点深度拡張型のコンタクトレンズは周辺に行くにつれて度数が高くなる構造になっており、できるだけ広い範囲で網膜にピントを合わせる仕組みになっています。

近視の主な原因として周辺部の網膜にピントが合わず、奥にずれることで起きると考えられていますが、それを補正して眼軸長の進展を抑制する効果が得られています。

近視進行抑制効果はだいたい30％前後あるとの報告があるので、近視でお困りの方でオルソケラトロジーが使用できないような場合には代用となりうる手段として検討されてもいいと思います。

ただし、通常のコンタクトレンズと同様の扱いが必須ですので、小学生以下ですと処方の対象にはならないことが多いです。中学生以降で、コンタクトレンズの装着が自分ででき、正しい使い方を理解できることが必要です。

このように近視抑制の治療は現在様々あります。**しかし近視抑制ができるからと、ゲームを何時間も遊んでいいわけではありません。近視になる環境を避けることが大事です。**

第3章

積み重ねが差を生む毎日の食事習慣

これが体を蝕む！ 体の〝サビ〟となる酸化ストレス

私たちの体は、呼吸によって酸素を取り込み、その酸素を使ってエネルギーを作り出しています。しかし、この過程で発生する**「活性酸素《かっせいさんそ》」**は、諸刃《もろは》の剣《つるぎ》とも言える存在です。

活性酸素は、体内に侵入した細菌やウィルスを攻撃する役割を担う一方で、**過剰に発生すると、細胞を傷つけ、老化を進め、様々な病気の原因となることが知られています。この活性酸素によって細胞が傷つけられる過程を、「酸化」と呼びます。**

酸化は、金属が錆びる現象に例えられることが多く、いわば体の**〝サビ〟**のようなイメージです。この酸化ストレスが老化の原因だと捉えてください。目は老化現象の影響を受けやすいというのは、これまで説明してきた通りです。白内障、加齢黄斑変性症、糖尿病網膜症など、様々な眼疾患の発症や進行に深く関与しています。

活性酸素による酸化ストレスは紫外線などの太陽光の刺激、精神的ストレス、喫煙、激しい運動などで蓄積していきます。また、活性酸素は酸素を取り入れていると発生するの

酸化ストレス

活性酸素で細胞が傷つき、老化が進んで目にも悪影響

- 紫外線など太陽光の刺激
- 喫煙
- 精神的ストレス
- 激しい運動

で、私たちは息を吸っているだけで酸化ストレスが蓄積しているとも言えます。

では、どうすれば酸化ストレスを軽減できるのでしょうか。その鍵となるのが、**「抗酸化物質」**です。抗酸化物質は、活性酸素の働きを抑え、除去する働きを持つ物質です。代表的なのは、**ビタミンC、ビタミンE、ルテイン、ゼアキサンチン、βカロテン、アスタキサンチン**などが挙げられます。これらの抗酸化物質を多く含む、緑黄色野菜や果物などを積極的に摂取することで、体内の酸化ストレスを軽減できます。

また、**禁煙や紫外線対策なども、酸化ストレスを軽減するために効果的**です。喫煙は、体内に大量の活性酸素を発生させるため、眼疾患のリスクを高めます。紫外線も目の細胞にダメージを与え、活性酸素の発生を促します。そのため、禁煙を心がけ、外出時にはサングラスや帽子を着用して、目を紫外線から守ることが大切です。

これが体を蝕む！
体を〝コゲ〟まみれにする糖化ストレス

「酸化」が体の〝サビ〟なら、**「糖化」**は体の**〝コゲ〟**と言えるかもしれません。近年、この「糖化」が、老化や様々な病気の原因として注目されており、目の健康にも大きな影響を及ぼしていることがわかってきました。

糖化とは、食事などから摂取した余分な糖が、体内のタンパク質と結合し、**「AGEs（エージス）」**と呼ばれる老化物質を生成する反応のことです。日本語では「終末糖《しゅうまつとう》化《か》産《さん》物《ぶつ》」と訳されます。**このAGEsは、体内の様々な組織に蓄積し、細胞の機能を低下させ、老化や病気を引き起こす原因となります。**

例えば、ホットケーキを焼く場面を想像してみてください。生地を焼くと、こんがりと美味しそうな焼き色がつきます。これは、生地に含まれる糖とタンパク質が加熱によって結びつき、褐色に変化するためです。この反応は「メイラード反応」と呼ばれ、食品の風味や色合いを良くする一方で、実は体内でも同じような反応が起こっているのです。

糖化ストレス

AGEs《エージス》=老化物質が目の機能を阻害する

- 砂糖や炭水化物などの食べすぎ
- AGEsの多い揚げ物や焼き物、加工食品の摂取

体内で生成されたAGEsは、肌のシミやシワ、動脈硬化などの原因となるだけでなく、目の組織にも悪影響を及ぼします。特に、水晶体、網膜、角膜などは、糖化の影響を受けやすいことが知られています。また、視神経を支える篩状板《しじょうばん》というコラーゲンでできた部位が糖化してしまうことで、緑内障も進行するという報告もあります。

糖化を防ぐのにまず大切なのは、**糖質の摂りすぎに注意し、血糖値の急上昇を抑えること**です。具体的には、食物繊維を多く含む野菜や海藻類を先に食べる「ベジファースト」を心がけたり、糖質の吸収度合いを表すGI値（グリセミック・インデックス）の低い食品を選んだりすることが効果的です。また、適度な運動は、糖の代謝を促進し、AGEsの生成を抑える効果が期待できます。

さらに、ポリフェノールやビタミンなどが多く含まれる食品にはAGEsの生成を抑制する作用があると知られています。

目の健康を支える栄養素働きを理解し、効果的に摂取しよう!

栄養素と主な食品

●ルテイン・ゼアキサンチン

ケール、ほうれん草、ブロッコリーなどの緑黄色野菜、卵黄、ピスタチオなど

●ビタミンAとβカロテン

ビタミンA：レバー、うなぎ、卵黄、バター
βカロテン：にんじん、かぼちゃ、ほうれん草、モロヘイヤなどの緑黄色野菜

●ビタミンB群

豚肉、玄米、大豆、納豆、レバー、魚介類など

●ビタミンC

キウイ、イチゴ、アセロラ、柑橘類など

●ビタミンE

アーモンド、ヘーゼルナッツ、ひまわりの種、アボカド、かぼちゃなど

●ポリフェノール

アントシアニン：ブルーベリー、ビルベリー、ぶどう、紫キャベツ
カテキン：緑茶、紅茶
イソフラボン：大豆、豆腐、納豆
ヘスペリジン：オレンジ、グレープフルーツ、レモン、みかんなどの柑橘類

●オメガ3脂肪酸

サバ、イワシ、サンマ、マグロなどの青魚、亜麻仁油、エゴマ油

●ミネラル

マグネシウム：海藻類、ナッツ類、大豆製品、玄米、ほうれん草、バナナ
亜鉛：牡蠣、牛肉、レバー、チーズ

私たちの体内で発生する有害な酸化や糖化といったストレスを緩和するのは、これもまた体内に取り入れる栄養素です。適切な栄養素を摂取することで、これらのダメージから目を守り、健康な状態を維持することが可能です。この章では目に良い食べ物を解説していきますが、その前に主な栄養素について把握しておきましょう。

①ルテイン・ゼアキサンチン

ルテインとゼアキサンチンは、最も目に関係する**カロテノイドの一種**で、強い抗酸化作用を持つ天然色素です。カロテノイドは、**動植物に存在する黄色や赤、オレンジなどの天然色素**で、600種類以上が存在し、それぞれが強力な抗酸化作用を持ちます。ルテインとゼアキサンチンは、レンズとなる水晶体や、網膜の中心部にある黄斑部に多く存在し、有害なブルーライトや紫外線を吸収し、酸化ストレスから目を守る**「天然のサングラス」**のような役割を果たしています。

②ビタミンAとβカロテン

ビタミンAは、目の網膜にある視細胞の働きを正常に保つために欠かせない脂溶性ビタミンで、**不足すると、夜盲症《やもうしょう》（暗い場所でものが見えにくくなる症状）を引き起こす**可能性があります。

カロテノイドの1つであるβカロテンは、黄色やオレンジの野菜に含まれています。体内で必要に応じてビタミンＡに変換される「プロビタミンＡ」です。βカロテン自体にも抗酸化作用があり、目の健康維持に役立ちます。

③ビタミンB群

糖質、脂質、タンパク質の代謝にかかわる水溶性ビタミンです。**エネルギーを作り出す小器官「ミトコンドリア」の働きにもかかわりがあり、ビタミンB_1とビタミンB_3が活性化をうながすという研究があります。**また、ビタミンB_1とB_6は糖化によるＡＧＥｓの生成を抑制する効果が期待されています。ビタミンＢ群が不足すると目が疲れやすくなります。

④ビタミンC

強力な抗酸化作用を持つ水溶性ビタミンであり、目の水晶体に多く含まれ、水晶体の透明性を維持し、白内障の予防に効果が期待されています。また、ビタミンＣは、体内でコラーゲンの生成を助ける働きもあり、血管の健康維持にも貢献します。加えて、**ストレスに対抗するアドレナリンの合成にも必要**です。体内で大量に消費されるので、１日の必要量とされる１００㎎よりも多めに摂ることを推奨します。

⑤ビタミンE

油に馴染みやすい性質を持ち、強い抗酸化作用のあるビタミンです。目に関しては網膜の機能を正常に保つことに関与しています。網膜には脂質が多く含まれるのですが、ビタミンＥは光刺激による酸化ストレスから網膜の脂質が変性しないようにし、神経組織を保護する役割があります。

⑥ポリフェノール

植物に含まれる色素や苦味成分の総称で、強い抗酸化作用を持っています。ポリフェノールには、アントシアニン、カテキン、イソフラボン、ヘスペリジンなど、様々な種類があり、それぞれ異なる健康効果が期待されています。

⑦オメガ3脂肪酸

魚油に多く含まれる多価不飽和脂肪酸で、**DHA（ドコサヘキサエン酸）やEPA（エイコサペンタエン酸）**などが代表的です。これらの脂肪酸は、体内で合成することができないため、「必須脂肪酸」と呼ばれ、食事から摂取する必要があります。網膜の40～60％がDHAで構成されています。EPAは血液をさらさらにするなど、血液循環の健康維持にかかわりがあります。

⑧ミネラル

ミネラルも、目の健康維持に欠かせない栄養素です。**マグネシウムは筋肉の収縮や弛緩を調整する働き**があり、目の周りの筋肉の働きを正常に保ち、眼精疲労の軽減に効果が期待できます。また、視神経を保護する作用や、血行を促進する作用も報告されています。**亜鉛は網膜の代謝に関与し、視細胞の機能を正常に保つ働き**があります。また、強い抗酸化作用を持ち、酸化ストレスから目を守る効果も期待されています。

目にも嬉しい栄養満点！卵がもたらす健康効果とは？

「完全栄養食」と呼ばれるほど、栄養価の高い食材である「鶏卵《けいらん》」。朝食の定番として、目玉焼きや玉子焼き、ゆで卵など、様々な調理法で楽しまれている身近な食材です。実は、この卵、私たちの「目」にとっても、非常に優れた健康効果を発揮することをご存じでしょうか？

卵白は良質なタンパク質であり、卵黄は良質な脂質です。その中にはビタミンやミネラルも多く含まれています。抗酸化作用のあるルテインとゼアキサンチン、ビタミンA、ビタミンEが豊富です。特にルテインとゼアキサンチンの両方を含んでいることが珍しく、卵黄の脂質のおかげで吸収率が高いのです。脂溶性のこれらの栄養素を効率的に吸収でき、さらにはオメガ3脂肪酸の一種であるDHAも含まれています。アメリカで行われた研究では、卵を毎日1個食べることでコレステロールの値を上昇させることなくルテインの血中濃度を26％、ゼアキサンチンは38％増加させることができたと報告されています。

他の研究では12週間にわたって卵を毎日3個食べることでルテインとゼアキサンチンの血中濃度がそれぞれ21%、48%増加したことが報告されました。

ビタミンB群も多く含まれています。1日の必要量のうち、卵1個にビタミンB_2は15%、B_5は7%、B_9と言われる葉酸は9%、B_{12}のコバラミンは19%程度含まれています。ビタミンB_6、葉酸、B_{12}を一定量摂ることで加齢黄斑変性症のリスクが34%低下したという報告があります。またビタミンB_{12}は末梢神経の回復効果があったり、視神経の機能維持のために大切な成分です。

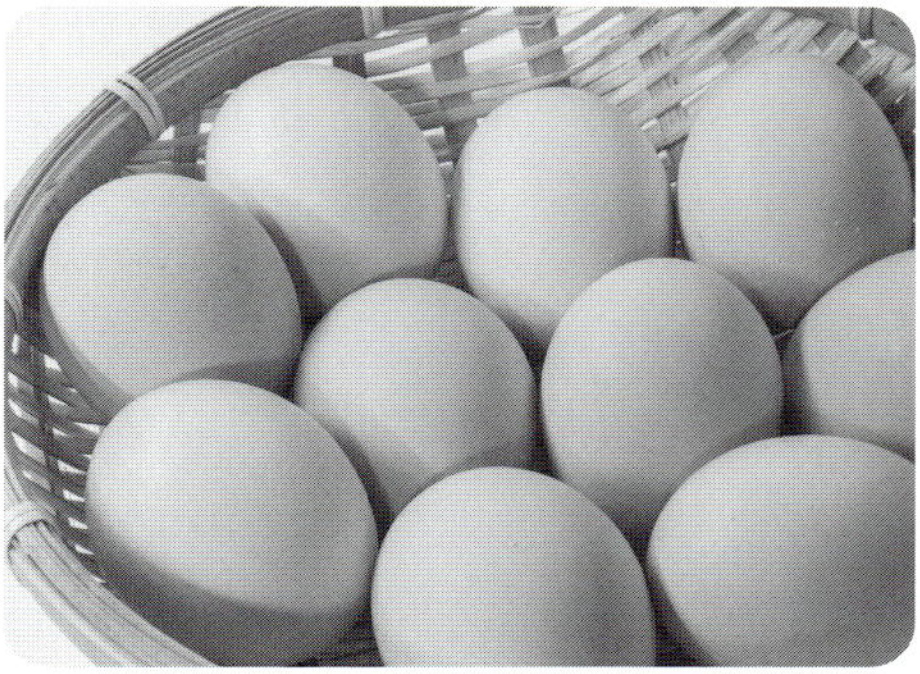

この他にも、ビタミンDや亜鉛なども含まれています。**卵を1日1個食べるだけで、必要なビタミンやミネラルを10%前後補うことができます。**

卵のコレステロールが気になるかもしれませんが、ほとんどの研究では**「食事から摂るコレステロールは血液中のコレステロールに影響を与えない」**と報告されています。卵を毎日食べても血中コレステロール値は上昇せず、むしろ心疾患のリスクを減らせるという報告もあります。

とはいえ、食べすぎは禁物です。内科の先生から卵の摂取を制限されている方は注意が必要ですが、そうでなければまずは1日1個、卵を日々の食生活に取り入れてみてはいかがでしょうか。

目の健康を守る強い味方！緑黄色野菜のチカラ

緑黄色野菜とは、厚生労働省によって「原則として可食部１００g当たりβカロテン含量が６００μg（マイクログラム）以上の野菜」と定義されています。βカロテンだけでなく、目の健康維持に役立つ様々な栄養素を豊富に含んでいるのが特徴です。

「緑黄色野菜の王様」とも称されるケールは、栄養価の高さで知られるスーパーフードです。特に、目の健康に重要な「ルテイン」の含有量が、他の野菜と比べて圧倒的に多いのが特徴です。**ケール１００gには、なんと21・9mgものルテインが含まれています。**もちろんβカロテン、ビタミンC、ビタミンEなど、目の健康に欠かせない栄養素も豊富に含まれています。

ブロッコリーは、ビタミンCやβカロテン、食物繊維などが豊富に含まれ、健康野菜として広く知られています。近年、**ブロッコリーに含まれる「スルフォラファン」という成分が、目の健康維持に効果的であることがわかってきました。**

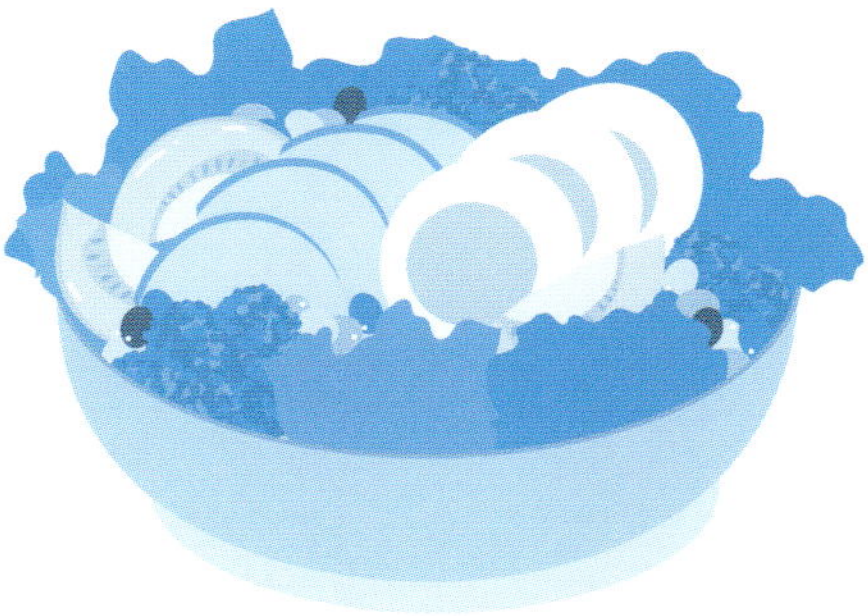

緑黄色野菜サラダに卵を加えるとルテインの吸収率が3～8倍もアップ！

スルフォラファンは、ブロッコリーなどのアブラナ科の野菜に含まれるイオウ化合物の一種で、強力な抗酸化作用と抗炎症作用を持っています。このスルフォラファンが、目の老化や眼疾患の原因となる酸化ストレスや炎症を抑制してくれます。ルテインやゼアキサンチンも含まれており、これらの成分との相乗効果によって、目の健康を強力にサポートしてくれます。

ほうれん草は、ルテインとゼアキサンチンを豊富に含む、代表的な緑黄色野菜です。カロテノイド以外にも、ビタミンA、ビタミンC、ビタミンE、マグネシウム、鉄分、葉酸など、様々な栄養素がバランス良く含まれています。鉄分は目の細胞に酸素を運ぶヘモグロビンの材料となるため、目の健康維持に欠かせません。

にんじんは、βカロテンを豊富に含むことで知られています。βカロテンは、体内で必要に応じてビタミンAに変換される「プロビタミンA」の一種です。ビタミンAは、目の網膜にある視細胞の働きを正常に保つために欠かせない栄養素であり、特に、暗い場所でものを見るために必要な「ロドプシン」という物質の合成に関与しています。

フルーツはビタミンたっぷり そのまま食べて栄養補給

目に良いフルーツとして思い浮かぶのはブルーベリーという人が多いのではないでしょうか。たしかにブルーベリーにはアントシアニンというポリフェノールが豊富ですが、これよりもおすすめしたいフルーツがあります。

まず挙げるのは**「キウイフルーツ」**です。**フルーツの中でもキウイ1個には約70㎎とビタミンCが多く含まれます。加えてルテインも含まれるのですが、野菜由来のものよりも吸収率が3倍程度とされています。**食物繊維やビタミンE、K、葉酸、カリウム、鉄、銅といったミネラルも含まれ、非常に栄養価が高いです。

他にも「みかん」や「グレープフルーツ」もおすすめしています。**柑橘類にはビタミンCとEが多く含まれ、食物繊維も多いので血糖値が上がりにくいのが特徴です。また、ポリフェノールの一種である「ヘスペリジン」も含まれているので、毛細血管を強化し、血流を改善する効果も期待できます。**

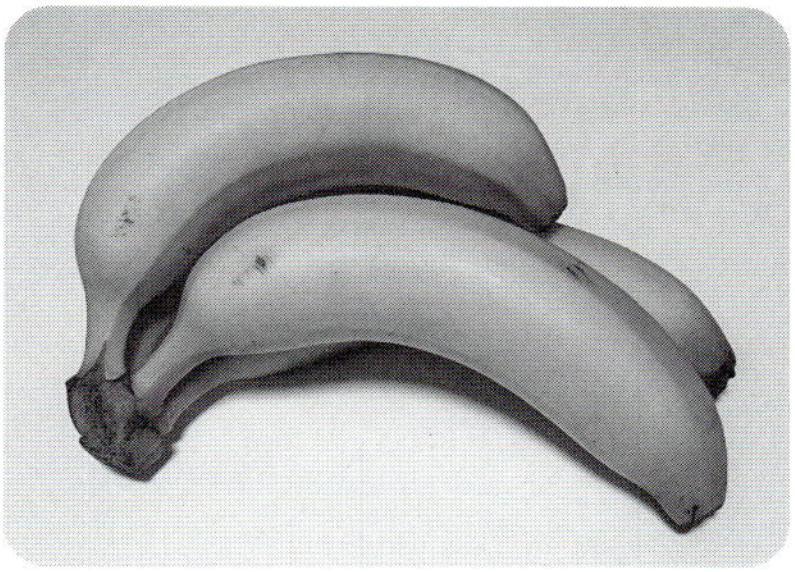

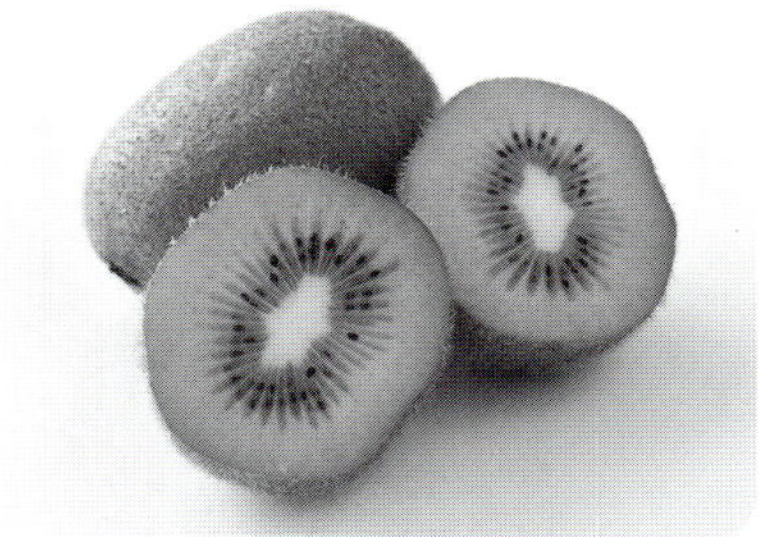

手に入りやすく安価な「バナナ」は、抗酸化作用という面ではキウイや柑橘類に劣りますが、目に嬉しい栄養素が含まれています。**バナナは1本で約90キロカロリーあり、食物繊維が多く含まれる低GI食品です。必須ミネラルであるマグネシウムが多いことも特徴です。ビタミンB_1、B_2、B_3、B_6、葉酸などのビタミンB群も豊富に含まれています。**バナナを食べることで、体の代謝機能を上げられます。

バナナには、食物繊維だけでなく、**「オリゴ糖」や「レジスタントスターチ」といった、腸内環境を整える成分も豊富に含まれています。**これらの成分は腸内の善玉菌のエサとなり、「短《たん》鎖《さ》脂《し》肪酸《ぼうさん》」と呼ばれる物質の生成を促します。近年、腸内環境と全身の健康との関連性が注目されており、目との関連性も研究されています。腸内環境を整えることは目の健康にも関連しています。

バナナは目の健康に良い栄養素を豊富に含む果物ですが、食べすぎには注意が必要です。1日1～2本（約200g）を目安に摂取しましょう。腎臓病の方は、カリウムの摂取制限が必要な場合があります。また、糖尿病の方は、摂取量について、かかりつけ医に相談してください。

ミックスナッツで栄養はばっちり！　クコの実を加えたらサプリより優秀

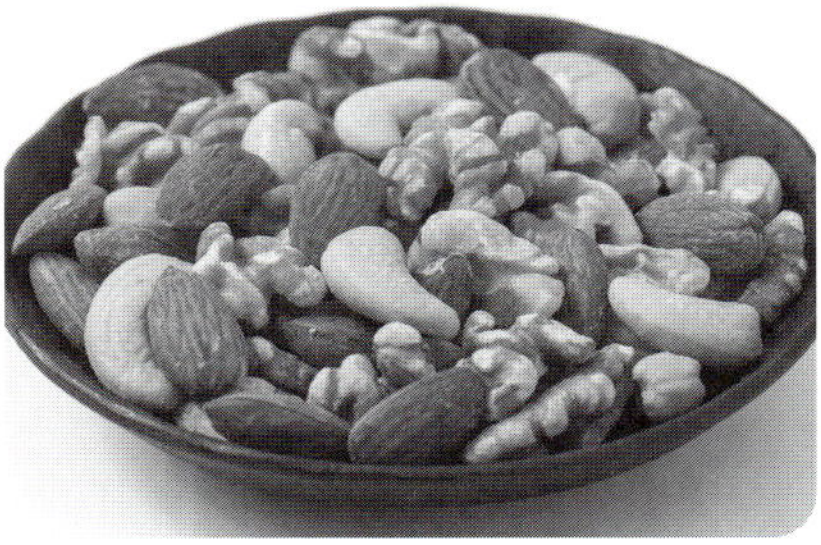

手軽に食べられるナッツは種子です。**植物が新たに生まれるためのエネルギーが詰まっており、栄養価の高いスーパーフードと言えます。**間食を甘いお菓子からナッツに変えるだけでも体や目に良い効果があります。ナッツの種類には、アーモンド、クルミ、ピスタチオ、カシューナッツ、ヘーゼルナッツなどがありますが、まずおすすめなのが**「アーモンド」です。ビタミンEと食物繊維、マグネシウム、亜鉛といったミネラルが多く含まれています。**不飽和脂肪酸も多く、悪玉コレステロールを減らしたり、血圧を下げる効果が期待できます。

「クルミ」はオメガ3脂肪酸であるαリノレン酸を他のナッツより多く含んでいます。αリノレン酸は、体内で網膜の細胞の一部であるＤＨＡや血液をさらさらにするＥＰＡに変換されます。

「ピスタチオ」はナッツの中でもルテインやゼアキサンチンを多く含むの

で、目の抗酸化作用を狙うなら積極的に食べたい食品です。

正確にはナッツではなくマメ科なのですが、**「ピーナッツ」**にも注目です。**薄皮部分に含まれる「レスベラトロール」というポリフェノールは強い抗酸化作用があって目の場合は白内障の原因の1つである紫外線から目を守る効果があり、症状進行の抑制効果が期待されている成分です。**苦味を気にして剥いてしまう人が多いのですが、食べるときは皮を剥かずに食べるようにしてください。

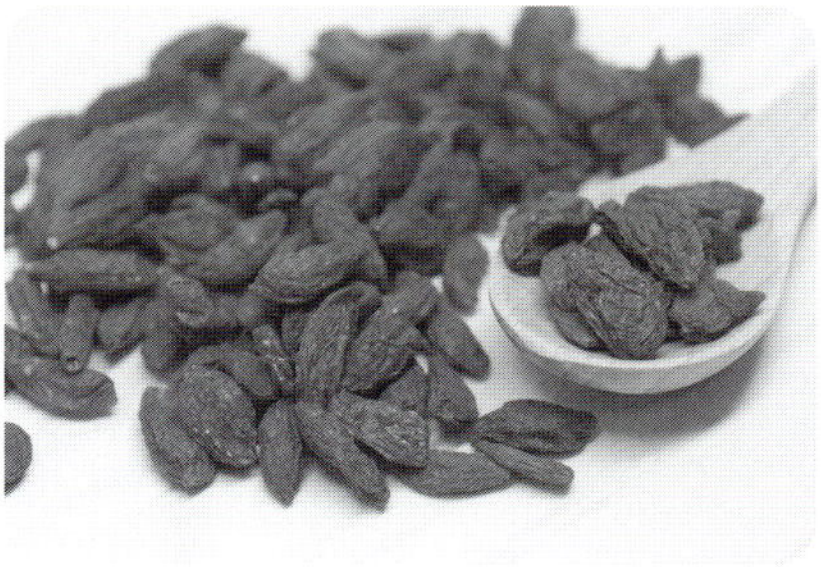

ミックスナッツに入っていることもある**「クコの実（ゴジベリー）」**もここで紹介します。これは植物の果実で、販売されているものはドライフルーツになっています。杏仁豆腐の上に乗っている赤い実がクコの実です。古くから漢方や薬膳で珍重されてきた果実で、ビタミンA、ビタミンB_1、B_2、ビタミンC、E、K、消化器系の働きを促進するベタイン、ポリフェノール、銅、鉄、亜鉛、マグネシウムのようなミネラル成分など非常に豊富な栄養素が含まれています。**中でもゼアキサンチンの含有量が非常に多く、体内に吸収されやすいかたちになっています。サプリメントを飲むよりも、この天然のスーパーフードを試してみるのも良いでしょう。**

手軽に食べられるナッツやクコの実を間食に取り入れることで、効率的に良い脂質とビタミン、ミネラルを摂取できます。

納豆のねばねばは目にも良い！ナットウキナーゼの血液さらさらパワー

日本には大豆を使った発酵食品がたくさんありますが、中でも**「納豆」**は特殊な存在です。その独特なにおいと粘り気で好き嫌いが分かれますが、枯草菌の一種である納豆菌によって行われる発酵は、ねばねばとした酵素**「ナットウキナーゼ」**を生み出します。**血栓を溶かす作用（線溶活性《せんよう》）が非常に強いことで知られており、血液をさらさらにすることで、脳梗塞や心筋梗塞などの病気の予防に効果が期待できるだけでなく、血流が改善されることで、目に必要な酸素や栄養素が十分に届けられ、目の健康維持にも役立ちます。**

これはまだマウスによる実験の段階ですが、**ナットウキナーゼには「新生血管」を抑制する作用があるという報告があります。**この新生血管は血栓で血液の循環が阻害され、壊《え》死《し》した細胞から新しく生えてきてしまう脆《もろ》い血管です。非常に破れやすいので目の中で大量出血する原因となるのですが、ナットウキナーゼがこの新生血管を抑えてくれるというのです。

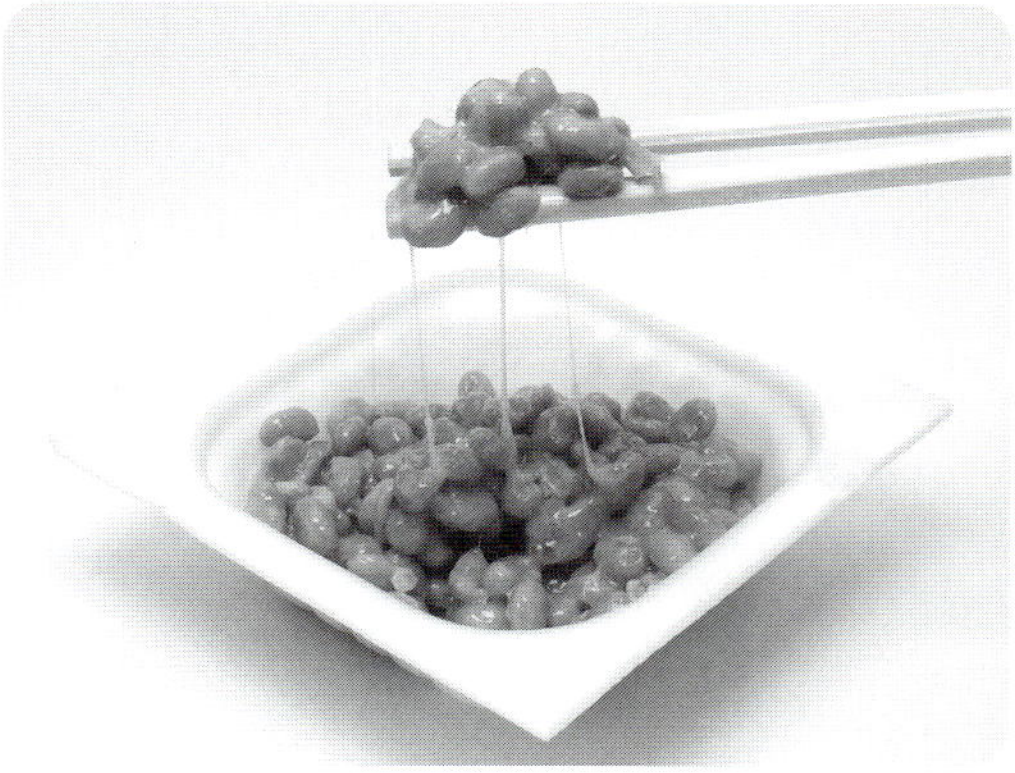

すでに高脂血症や糖尿病、高血圧の人は、納豆を食べる習慣をつけることで、血管の詰まりを解消できる効果が期待できます。

また、良質な植物性のタンパク質や鉄分、カルシウム、カリウム、ビタミンB群、ビタミンK_2が含まれ、栄養価も高いです。加えて、**ねばねば部分に含まれるムチンは血糖値の上昇を抑え、大豆に含まれるレシチンは悪玉コレステロールを減らして善玉コレステロールを増やします。**

納豆菌や食物繊維は腸内環境を良くしてくれる効果があるのです。

納豆菌は腸内で増えすぎると逆に腹痛や嘔吐の原因となりますので、1日1パックで十分です。血栓ができるタイミングは夜間が多いので、夕方に摂ることを推奨される場合もありますが、食べるタイミングはそこまでこだわらなくても良いと思っています。

ただし、ワーファリンという血栓を防ぐ薬を服用している人は、納豆に含まれるビタミンK_2が効果を阻害しますので、この薬を飲んでいる間は納豆を食べるのは控えてください。

血液の循環は目の機能維持に大切ですし、心疾患や脳卒中にも関わります。ナットウキナーゼの血液さらさら効果を狙い、食事に納豆を取り入れていきましょう。

日本人だからこそ、魚を食べよう！良質な脂質が目の組織を作る

私たちの食卓に馴染み深い「魚」、**特にサバ、イワシ、アジなどの「青魚」は、健康に良いことで知られています。**実は、これらの青魚は、私たちの「目」にとっても、非常に嬉しい効果をもたらしてくれる食材なのです。その秘密は、青魚に豊富に含まれるDHA、EPAといった「オメガ3脂肪酸」にあります。いくつかの研究でオメガ3脂肪酸を摂ることで糖尿病網膜症や加齢黄斑変性症の発症リスクを減らすことが報告されています。DHAは網膜だけでなく脳にも多く含まれていて、しっかり摂ることで認知症の予防効果もあるとされています。

例えば、**「サバ」には100gあたりDHAが約1100㎎、EPAが約700㎎も含まれており、これは他の魚と比べても非常に高い数値です。**オメガ3脂肪酸の1日の摂取目安量は2000㎎です。サバを食べるだけでも十分な量が摂取できます。

青魚以外でおすすめしたいのが、**「サケ」**です。サケは100gあたりDHA500㎎、

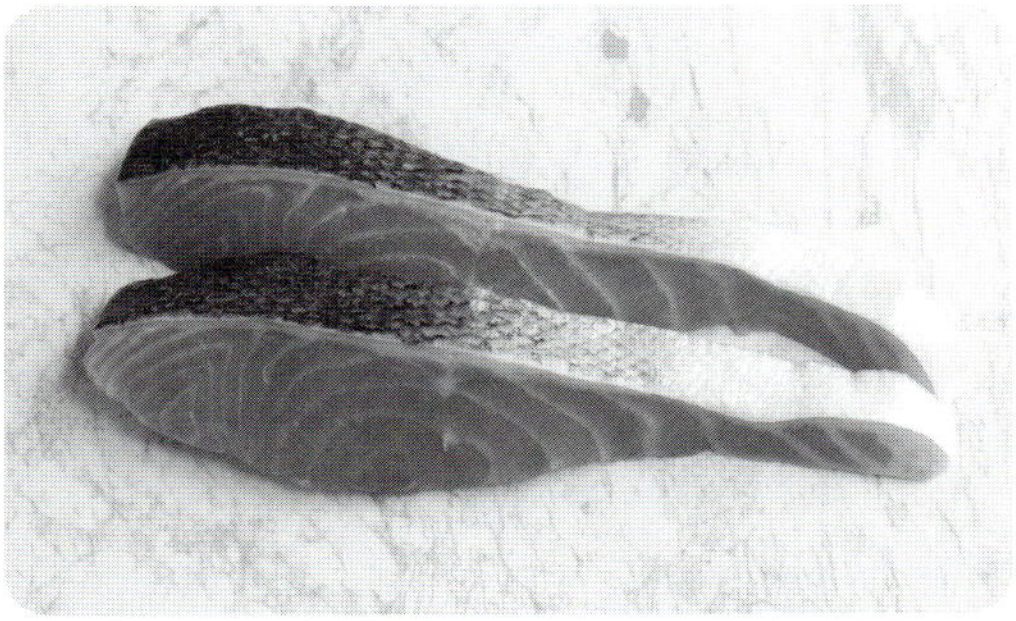

ＥＰＡ２５０㎎程度を摂取できます。加えて、**赤い身にはアスタキサンチンというカロテノイドの一種が含まれます。他の成分と比べても非常に強い抗酸化作用があり、キングオブカロテノイドと謳われるほどです。眼球内には含まれないものですが、美肌効果、保湿効果などがあり、眼精疲労の軽減にもつながります。**

オメガ3脂肪酸は、熱に弱く、酸化されやすい性質があるため、刺身やカルパッチョなど、生で食べるのが最も効果的です。しかし、毎日生の青魚を食べるのは難しい、という方も多いでしょう。そんなときは、缶詰を上手に活用するのがおすすめです。特に、サバ缶は、手軽にオメガ3脂肪酸を摂取できる、非常に便利な食材です。近年では、サバの水煮缶など無塩のものも増えているので、積極的に活用しましょう。味噌煮缶でも効果は期待できます。サケは塩焼きにするのも美味しいですが、約20％はＤＨＡが減少してしまうようです。

オメガ3脂肪酸はサプリメントもありますが、**やはり魚そのものから摂取するほうが生体利用率が高いです。網膜変性疾患に対して、サプリメントでは網膜内に吸収されず、効果がなかったという報告もあります。**

オメガ3脂肪酸はナッツからも摂取できますが、ナッツに含まれるリノレン酸は、わずか5～10％しかＤＨＡ、ＥＰＡに変換されません。魚からオメガ3脂肪酸を摂取するのが、最も効率が良いのです。

コーヒーブレイクが眼圧を下げるポリフェノールの知られざる効果

嗜好品である**「コーヒー」**や**「チョコ」**。仕事の間のコーヒーブレイクで、苦みと甘みを楽しんでいる人も多いでしょう。近年、このコーヒーやチョコが目の健康にも良い影響を与える可能性が報告されています。

京都大学で行われた「長浜スタディ」によると、**コーヒーを習慣的に摂取している人はそうでない人と比べて、眼圧が低い傾向がありました。それも飲む回数が1杯、2杯と増えるにつれて眼圧が低下する傾向が認められました。**コーヒーに眼圧を下げる効果があるわけではありませんが、コーヒーに含まれるポリフェノール（クロロゲン酸）は、BDNFと呼ばれる神経栄養因子を増やし、視神経を保護する効果が期待されています。

緑内障の方はコーヒーに含まれるカフェインが眼圧を上げるのではないかと気にされる人もいますが、あまり心配する必要はないでしょう。**ただし、カフェインの過剰摂取は、睡眠障害や頭痛、動悸などの原因となることもあります。**カフェインに敏感な人は、コー

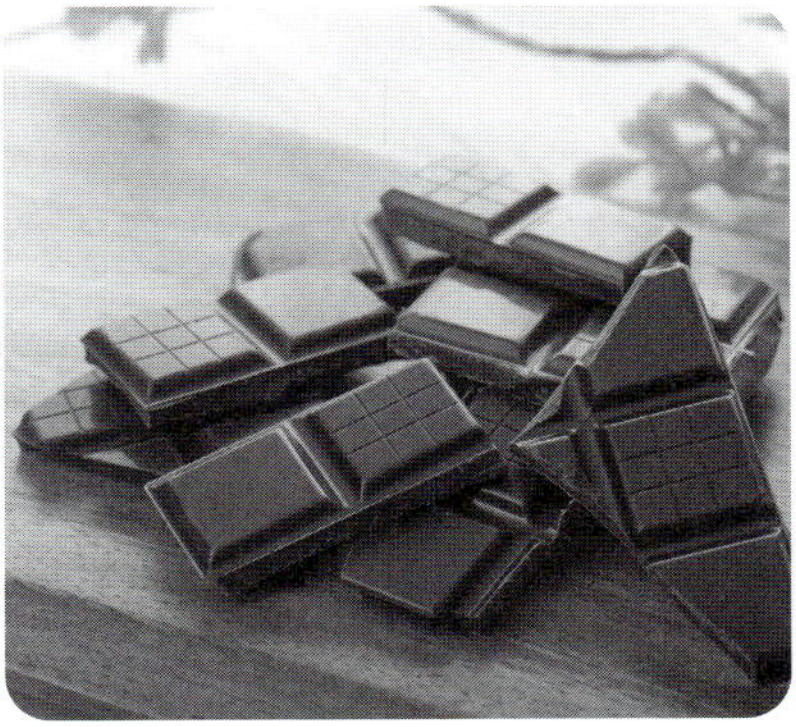

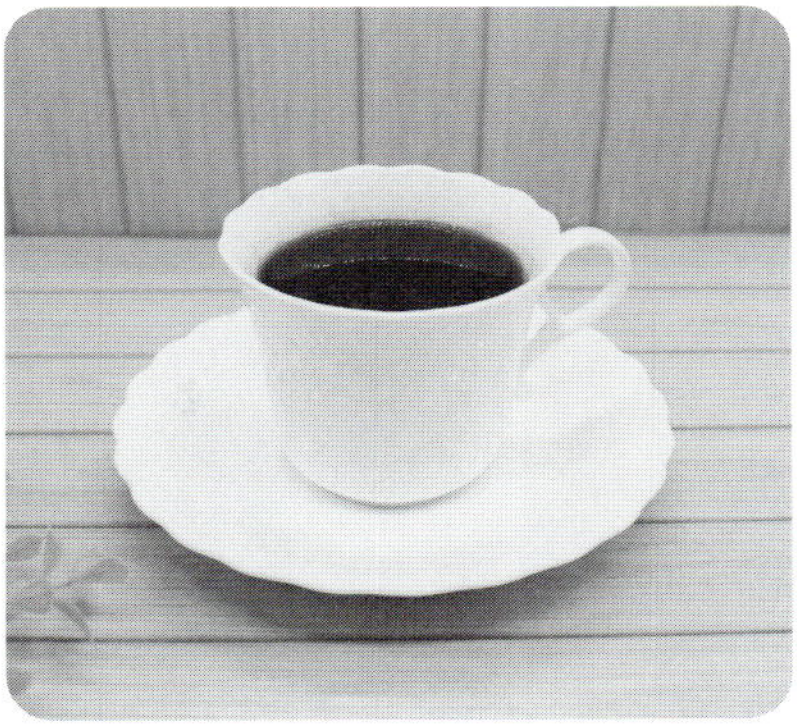

ヒーの飲みすぎに注意し、1日2～3杯程度を目安に適量の摂取を心がけましょう。

チョコレートの原料であるカカオ豆には**「カカオポリフェノール」**が含まれています。抗酸化力が高く、活性酸素による細胞のダメージを防ぎ、老化や様々な病気の予防に効果があると期待されています。しかし、ミルクチョコレートやホワイトチョコレートは、カカオポリフェノールによる効果はあまり期待できません。砂糖や脂肪分が多く含まれているため、食べすぎると肥満や生活習慣病のリスクを高める可能性があります。**重要なのは、「カカオ」の含有量**です。

カカオ70％などのダークチョコレートを食べることで、白内障の予防にもなります。抗酸化作用、抗糖化作用もあるので、水晶体を濁らせるストレスから守ってくれます。また、動脈硬化を防ぎ、インスリンの感受性を上げ、さらにはリラックス効果もあります。ポリフェノールの他にも、銅や亜鉛が含まれています。これらは大切なミネラルであり、視神経を損傷から守る作用があります。食べすぎに注意しながら、20～30g、5切れ程度を補助的に食べていくことをおすすめします。

知らないうちに目を傷つけている「目に悪い食事」とは？

健康的な食生活が目の健康を守る一方で、不適切な食生活は、様々な眼疾患のリスクを高めます。**最も警戒すべきは「糖質の過剰摂取」です。**白米、パン、麺類などの精製された炭水化物や、砂糖を多く含む清涼飲料水、お菓子などは、精製の過程で食物繊維などの成分が取り除かれてしまっているので糖質の吸収度合い（GI値）が高く、血糖値を急激に上昇させます。**この血糖値の急激な上昇と下降は「血糖値スパイク」と呼ばれ、血管に大きなダメージを与えます。**特に、目の網膜の血管は非常に細いため、血糖値スパイクの影響を受けやすく、糖尿病網膜症などの深刻な病気を引き起こす原因となります。

余分な糖は体内のタンパク質と結びついてAGEsとなってしまいます。**このAGEsは、水晶体に蓄積して白内障の原因となったり、網膜の細胞を傷つけて加齢黄斑変性症のリスクを高めたりすることがわかっています。**一見、健康に良さそうな野菜ジュースや、果汁100％の果物ジュースは、ジュースにする過程で食物繊維が失われている上に非常

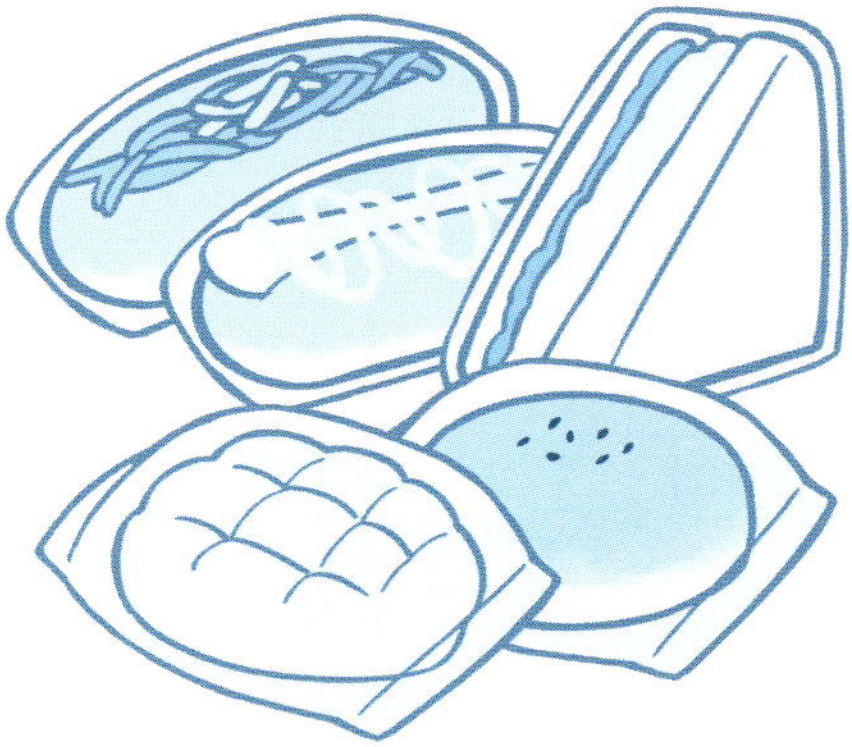

に多くの糖質が含まれているので注意してください。

次に、**「質の悪い油の摂取」も、目の健康を脅かす要因です。**マーガリンやショートニングなどに含まれる**「トランス脂肪酸」**は、悪玉コレステロールを増やし、動脈硬化を促進するだけでなく、酸化ストレスを高め、加齢黄斑変性症などのリスクを高めます。また、スナック菓子やインスタント食品などに含まれる酸化した油も、細胞にダメージを与え、老化を促進するため、注意が必要です。

「加工肉の過剰摂取」も、目に悪影響を及ぼします。「ハム」「ソーセージ」「ベーコン」などの加工肉には、脂肪分や食品添加物が製品によっては多く含まれています。これらの加工肉の日常的な摂取は、糖尿病網膜症のリスクを高めることが指摘されています。

「食品添加物」も見逃してはいけません。ハム、ソーセージ、練り物、インスタント食品などに多く使用される**リン酸塩**、ガムや清涼飲料水などに使われる**人工甘味料**は、**体内のミネラルバランスを崩したり、腸内環境を悪化させたりすることで、間接的に目に悪影響を及ぼす可能性があります。**

「アルコールの過剰摂取」にも注意が必要です。特に、ビールや日本酒などの醸造酒は、糖質が多いため、血糖値の上昇や糖化を招きます。また、アルコールの利尿作用によって脱水症状を引き起こし、ドライアイの原因となることもあります。適度な飲酒は問題ありませんが、過度な飲酒は眼圧上昇や視神経障害につながります。

「塩分の過剰摂取」は、高血圧の大きな原因です。高血圧は、眼底出血や網膜静脈閉塞症など、失明につながる危険な眼疾患のリスクを高めます。

最後に、忙しいとやりがちな**「朝食の欠食」**です。**朝食を抜くと、血圧を調整する自律神経のバランスが崩れ、緑内障のリスクを高める可能性があります。**また、体内時計が乱れ、睡眠の質の低下や、眼精疲労の原因にもなります。とはいえ、菓子パンやジャムを塗った食パン、シリアルなどのGI値の高い朝食は避けたいです。スクランブルエッグやオムレツで卵を取り入れるのは良いですが、ケチャップやバーベキューソースなどの調味料はNGです。つまり欧米食は血糖値を急激に上げてしまいます。和食、あるいは卵を使ったメニューが好ましいです。

これらの「目に悪い食事」を避け、バランスの良い食生活を心がけることが、目の健康を守るためには非常に重要です。目は様々な栄養素を必要とする繊細な器官であり、私たちが普段口にする食べ物は、目の健康を左右する重要な要素の1つです。**加工食品や糖質の多い食事を控え、野菜や果物、魚、ナッツ類など、目に良い栄養素を豊富に含む食品を積極的に摂取しましょう。**

NG①
AGEs値が高い食べ物

- チキンのオーブン焼き
- ベーコン
- ソーセージ
- トンカツ
- 唐揚げ
- ステーキ
- フライドポテト
- ポテトチップス

NG②
GI値が高い食べ物

- 精白米
- 精白パン
- うどん
- パスタ
- 清涼飲料水
- ミルクチョコレート
- じゃがいも
- とうもろこし

AGEs値が高くなる調理法

調理の温度が高いと
AGEsが生成されやすい。

オーブン焼き
↑
揚げる
↑
焼く
↑
煮る
↑
蒸す
↑
ゆでる
↑
生

腸が汚いと目も悪くなる!?
腸内細菌の驚くべき機能

近年、「腸は第二の脳」とも呼ばれ、腸内環境が全身の健康に大きな影響を与えることが明らかになってきています。**「脳腸相関《のうちょうそうかん》」**と言って、脳の状態が腸に影響を与え、逆に腸の状態が脳に影響を与えるのです。実はこの腸内環境は私たちの「目」の健康とも深く関係していることが、最新の研究でわかってきました。脳と目の網膜部分は発生学的には同一組織からできています。すなわち**目は脳の一部**なのです。腸が脳に影響を与えるなら、当然目にも影響があるのではないかと、腸内環境と目の関係について、様々な研究がされています。

腸は胃で消化された食べ物を分解、吸収する臓器です。しかしそれだけではありません。腸は体を病気から守る免疫系が非常に活発で、人の免疫システムの7割が腸にあるのです。人体の正常な免疫機能を維持するために大切なのは、腸内に100兆個以上棲んでいる腸内細菌の働きです。

腸内細菌は水溶性食物繊維を発酵分解して酢酸《さくさん》、酪酸《らくさん》、プロピオン酸といった短鎖脂肪酸《たんさしぼうさん》を作ります。**短鎖脂肪酸は腸内細菌にしか作れないものですが、体内の炎症を抑えたり、免疫細胞のエネルギーになったり、悪玉菌の増殖を抑えて腸内環境を整えたりなど様々な生理機能に関与しています。**

ところが食生活の乱れやストレスなどによって腸内環境が悪くなると、腸内細菌の働きが弱まって短鎖脂肪酸が少なくなってしまい、腸の粘膜がダメージを受けてしまいます。通常であれば腸管から腸内細菌や未消化の栄養素、毒素などが体内に入らないように、腸管上皮バリアが張り巡らされています。しかし腸内環境の悪化はこのバリアを破ってしまい、異物が外に漏れ出るようになってしまいます。これを**「リーキーガット症候群」**と言います。漏れ出た有害物質は血管を通じて体内を巡り、炎症を起こしてしまいます。これは腸にまつわる病気だけでなく、糖尿病、動脈硬化、認知症など様々な病気を引き起こすことが知られています。

ぶどう膜炎やドライアイも腸内環境の影響を受けるという報告もされていますし、加齢黄斑変性症、網膜中心動脈閉塞症のような眼疾患も腸との関連が研究・報告されています。網膜は血管と接する面に血液網膜関門というバリア機能があります。ここに炎症が起きると関門の機能が維持できなくなり、網膜内で炎症が起きてしまいます。その影響で加齢黄斑変性症が進行するとも考えられています。

網膜中心動脈閉塞症は名称の通り、網膜中心動脈が血の塊などで詰まってしまって起きる病気です。血流が途絶えると網膜に栄養や酸素が送れず、網膜細胞が壊死《えし》してしまいます。すると視野欠損などの障害が起きてしまうのです。血管が詰まるのは**「アテローム性動脈硬化」**と関連があります。

アテロームとは血管の内側に悪玉コレステロールなどの脂肪がドロドロにくっついたもののことです。これが剥がれて目の網膜中心動脈を詰まらせることがあるのです。腸内バランスが崩れ、悪玉菌が増えると、このアテローム形成を促す一因となります。

腸内にいる善玉菌の代表的なものは乳酸菌、ビフィズス菌、酪酸菌です。プロバイオティクスといって、これらの善玉菌を含む発酵食品を摂ると良いです。みそ、納豆、ヨーグルト、キムチなどがあります。

中でも酪酸菌が注目されています。酪酸は腸内での主要なエネルギー源であるだけでなく、体内で取り込まれて全身の免疫系に作用したり、血流に乗ってインスリンの分泌にかかわっていたり、筋肉の分解を抑える作用があることで知られています。

菌自体を摂るプロバイオティクスだけでなく、善玉菌の餌となる水溶性食物繊維やオリゴ糖を摂るプレバイオティクスも大切です。水溶性食物繊維は海藻類や大麦、果物、きのこ、納豆などに含まれています。

普段から便秘や下痢気味であったり、便が出ていたとしても硬くて小さいといった場合は腸内環境が悪い可能性があります。腸内環境はストレスなどの精神症状や運動や睡眠不足といった生活習慣でも変わりますが、食生活も関係しています。腸を健康に保つことで様々なメリットがあります。

第4章

その習慣、目を悪化させます！

コンタクトレンズの間違った使用で角膜が溶けて失明に!?

眼鏡やコンタクトレンズは、近視や遠視、乱視などを矯正し、私たちの視生活をサポートしてくれる矯正器具です。視力矯正以外にも、度なしのカラーコンタクトもあり、おしゃれ目的で装用している人もいるでしょう。眼科に行かず、オンラインでコンタクトレンズを購入しているという人もいるのではないでしょうか。

ネットなどで気軽に買えること自体は便利です。ですが、**眼科に行かなくても買えるから、眼科での定期検査が不要というわけでは決してありません。同じ種類のレンズを再購入するとしても、安全に使い続けるために定期検査を受け、目の状態を確認する必要があります。**

実は、**コンタクトレンズは高度管理医療機器**に分類されるもので、透析機《とうせきき》や人工呼吸器と同じレベルの位置づけです。副作用が出た場合人体へのリスクが高いものとして考えられています。コンタクトレンズは目に直接装着するため、**不衛生に扱うと角膜に深刻なダ**

メージを与え、重篤《じゅうとく》な後遺症を残して失明に近い状態にまで至ることがあります。このようなトラブルは20代の若い方に多く、本当に悲惨です。

コンタクトレンズは正しく使わないと角膜という部分に様々なトラブルを引き起こします。角膜とは、目の表面、黒目の部分にあたる透明な膜で、外部の刺激や細菌、ウイルスなどの侵入から目を守るバリア機能も担っています。しかし、ここにコンタクトレンズがかぶさってしまうと、角膜は酸素不足に陥ってしまいます。**コンタクトレンズの装用時間は1日12時間が限度**です。長期間不適切に使用すると、角膜が酸素不足になって死滅していきます。特に角膜の一番内側の層にある角膜内皮細胞が減ってしまい、徐々に角膜が濁っていきます。この細胞は角膜全体に栄養を与えて代謝を促して、角膜の透明性を維持するために必要不可欠なのです。**細胞が死滅すると角膜はぶよぶよに膨れ上がって、失明に近いほど白濁《はくだく》してしまいます。こうなってしまうと角膜移植でしか治せません。**

コンタクトレンズを毎日使うなら**酸素透過性の良い「シリコンハイドロゲル」を使ったものにしてください。**問題はカラコンのほうです。ネットで買える安価なカラコンには酸素透過性の低い一昔前のＨＥＭＡ素材のものがあり、さらに色素が表面にプリントされているので、まぶたに触れて炎症を起こすこともあります。ネットで購入可能な安価なカラコンは、十分注意が必要です。カラコンを購入されるときは国の認可を得た高度管理医療機器承認番号の記載のある１ｄａｙのものを選ぶようにしてください。

角膜が酸素不足になって抵抗力が弱まると、感染症にかかる確率も上がってしまいます。**角膜が感染症を起こすと角膜炎となり、それが進行すると角膜潰瘍《かいよう》という、角膜の表面が深くえぐれてしまった状態になってしまいます。**

汚れた手でレンズや目を触ったり、レンズケースを不潔にしていたりすると、レンズに細菌や真菌が付着し、角膜に感染するリスクが高まります。他にも、**水道水でレンズやレンズケースを洗うことは、アカントアメーバなどの微生物による感染のリスクがあるため、絶対に避けなければなりません。**アメーバ感染は手強く、抗生剤に反応しにくいため治療が一筋縄ではいきません。あっという間に感染が広がり、長く入院が必要になるケースがありますし、場合によっては角膜移植が必要になることもあります。このようなトラブルは、残念ながら若い人に多い傾向があります。これらは不潔なレンズケースの中で増殖します。**ケースに入れて保管する場合、保存液はすべて捨て、保存液でケースの内外を洗い、ケースはしっかりと乾かす。そのうえで、1・5～3カ月に一度はケースを交換してください。**

酸素不足、感染症リスクを考えると、**コンタクトレンズをつけたまま寝てしまうのは絶対に避けてください。30分程度のうたた寝でもダメです。**目をつむると涙の量が減ってしまい、菌が繁殖しやすい状態になってしまいます。**白目から黒目に向かって血管が伸びてきている充血状態を「角膜パンヌス」と言いますが、強い酸欠状態のサインです。**黒目の

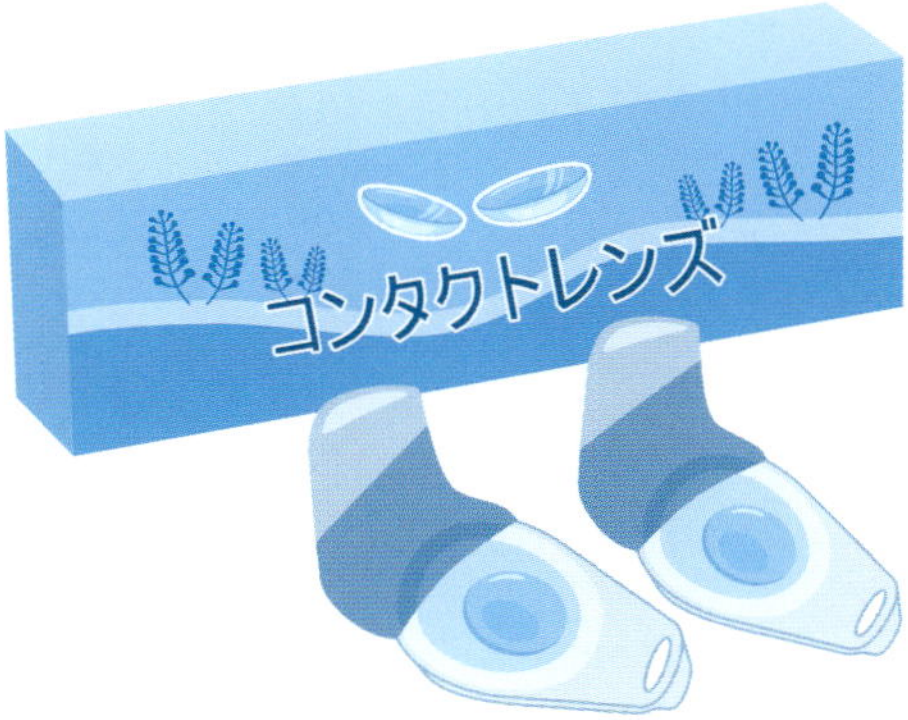

周りが充血していたり、コンタクトを取った直後に目が痛くなる場合は慢性的に角膜が酸素不足になってしまっています。それに、目をつむっている状態だと、目の中で菌が繁殖することにもつながります。つい眠気に襲われてしまうかもしれませんが、視力を失いたくなければ注意しましょう。

コンタクトを装着しているときにさす目薬にも注意を。「塩化ベンザルコニウム」という防腐剤が入っている目薬は、ソフトコンタクトに対して使ってはいけません。防腐剤がコンタクトの素材に吸着されて、目の表面に残ってしまい、角膜を傷つけます。

眼科学会等の報告だと、感染症が起こる確率は1dayが最も低く、2weekは6~7倍、1monthは10倍近くと、期間が長いものであるほど角膜感染症のリスクが高くなります。眼科によっては1dayしか扱っていないところもありますが、それは安全面に配慮しているためです。ただし、1dayであっても目の中に入れるものなので、必ず適切な使い方を守り、手指は清潔に保ってください。どのコンタクトレンズを使うにしろ適切に使用することはとても大切ですが、目の安全のためにできるだけ1dayコンタクトレンズを使用していただきたいと思います。

強度近視、お願いだからこれやめて！変形した眼球は元には戻らない

第2章の近視の項目（P20）で説明した通り、軸性近視は眼球が楕円形に伸びてしまっています。これにより様々な眼疾患のリスクが倍増しています。近視の度合いはD（ディオプター）で表されますが、**−6D以上になると強度近視です。−10Dを超えてくると最強度近視となります。**裸眼の状態で腕を伸ばし、手のひらをゆっくり目に近づけていき、手紋《しゅもん》に焦点が合う距離が12㎝以下だった場合、強度近視の可能性があります。スマートフォンやタブレット、携帯ゲーム機など、顔にくっつくほどに近づけて見ている人もいるのではないでしょうか。近視は子供の頃に最も進みますが、大人になってからも進行することが報告されています。**つまり近視は子供だけの問題ではなく、大人になっても近視が進む（眼球が引き伸ばされて大きくなる）可能性があります。**近くでものを見続けると、その状況に対応して眼軸を調整して（伸ばして）その見え方に適応しようと変化します。近業作業に最適化した結果、近視になるとも言えます。**しかし眼軸が伸びた結果として、眼疾**

近視の分類

分類	度数
軽度近視	−0.5D以上−3.0D未満
中等度近視	−3.0D以上−6.0D未満
強度近視	−6.0D以上−10.25D未満
最強度近視 病的近視	−10.25D以上 最強度近視となると、黄斑周辺の組織が引き伸ばされる後部ぶどう腫が形成されていることがあります。その場合を「病的近視」と言います。

患のリスクも上がり、目の寿命を縮めてしまうのです。

事実として**近業作業が多い人ほど大人になっても近視が進むという報告があります。20～25歳までの約50%の人が少なくとも−0.75D近視が進行して、35～40歳の年代でも約25%の人が−0.75D近視が進行したとされています。**

部屋を暗くして見えにくいまま本を読むことも、ピントが合わせづらい状態が続くので、より目を疲れさせてしまいます。こうしたピントが合わない状態は眼精疲労を招きます。ある程度の疲労であれば睡眠やマッサージによって回復しますが、**眼精疲労が慢性化していくと、視力低下を招いてしまいます。**

このように、連続した近業作業は頭痛や目の疲れの原因になるだけでなく、近視を引き起こす可能性があります。**大人の場合でも、30cmの距離で30分継続して近業作業をした後は、30秒間遠くを見るという「3つの30」ルール（P22参照）は、目の健康維持に非常に有効な方法です。仕事や勉強などで長時間パソコンやスマホを使う方は、ぜひ習慣化してください。**

歯が汚いと血液も汚くなる！虫歯と歯周病で、目も病気に

あなたの口の中は清潔に保たれているでしょうか。**もし歯磨きの習慣を怠って虫歯や歯周病になっていたら、それが体にも、目にも悪影響を及ぼしているかもしれません。**口腔内を不衛生にしていると、毒素が血液に乗って遠く離れた臓器に影響を及ぼすことが明らかになっています。**その影響はなんと目にも及ぶと報告されています。**

口腔内における菌が体に影響するというのは実はかなり昔にも記述があります。紀元前400年、医学の父と言われるヒポクラテスは、抜歯することで関節炎（リウマチ）を寛《かん》解《かい》させたという報告がされています。古代ギリシャの時代から、口内の健康と全身疾患の関係は知られていたようです。歯周病の原因菌に感染すると酵素を介して免疫バランスを崩し、自分の組織を攻撃する自己抗体というものが作られてしまうのです。このように、歯周病をきっかけとした病気の連鎖についての理解が深まってきています。関節炎の他にも、糖尿病、脳梗塞、心筋梗塞、アルツハイマー型認知症、肺炎、肥満、女性の場合は早

産などに関係があると報告されています。

歯周病菌の毒素はインスリンの働きを悪くし、血糖コントロールを乱します。**毒素は血管に炎症を起こし、動脈硬化を誘導する他、緑内障や加齢黄斑変性症、糖尿病網膜症との関連性も報告されています。**

2016年の研究では、自分の歯を失った人や歯周病と診断されている人は低眼圧タイプの原発《げんぱつ》開放《かいほう》隅角《ぐうかく》緑内障、すなわち日本人に多い正常眼圧緑内障のリスクが1・45倍～1・85倍増加したという報告がされています。**「健康な方に比べて緑内障の方は歯が少なかった」「虫歯菌の1つであるレンサ球菌が有意に多かった」という結果も出ています。**口腔内の菌の毒素が目にも流れ着き、視神経に関与して緑内障を発症させているという可能性が指摘されています。

目の炎症にも関連が見受けられます。強膜炎という目の炎症疾患や、特定難病であるシェーグレン症候群との関連も指摘されています。口腔内が不潔だと、抜歯をした際にも目の炎症（眼内炎）が起こることも知られています。

眼科と同じように、異常が見受けられなくても歯科検診を受けるようにしましょう。ストレスの多い生活やタバコ、甘いお菓子、不要な抗生剤を使うことでも口腔内の環境は荒れてしまいます。体のためにも、目のためにも、口腔内を清潔に保つようにしましょう。

目の健康を脅かす二大悪習慣 喫煙と飲酒が及ぼす深刻な影響

喫煙と過度の飲酒は、全身の健康に悪影響を及ぼすことが広く知られています。もちろん、これらの悪習慣が、「目」に対しても非常に大きなダメージを与え、様々な眼疾患のリスクを高めています。

喫煙は、目にとって「百害あって一利なし」と言っても過言ではありません。タバコの煙に含まれるニコチンや一酸化炭素などの有害物質は、血管を収縮させ、血流を悪化させます。また、喫煙によって体内に発生する大量の活性酸素は、目の細胞を傷つけ、老化を早めます。

喫煙は酸化を促進してしまいます。第3章で述べた通り、水晶体を濁らせ、黄斑を傷つけてしまいます。**血糖コントロールが乱れたり、一酸化炭素濃度の上昇で血流が悪化するので、緑内障も進行しやすくなってしまいます。**

適量の飲酒は、血行を促進し、ストレス解消に効果があるとも言われています。眼圧も

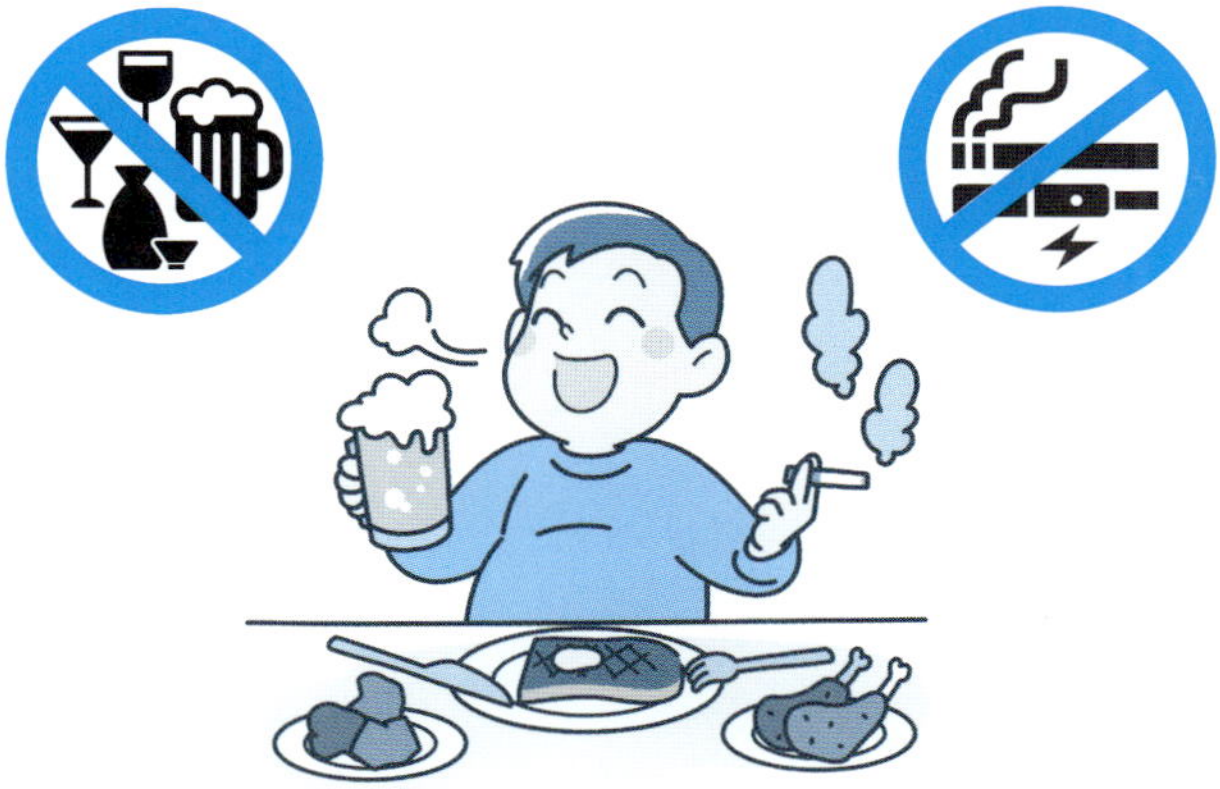

わずかに下がるのです。**しかし、過度の飲酒は悪影響しかなく、眼圧も上がってしまいます。ビールや日本酒などの醸造酒は糖質が多く、血糖値の上昇と糖化を起こします。**糖化の影響は第3章で書いた通りです。また、利尿作用により体内の水分バランスが乱れたり、アルコール分解のためにビタミンB群が消費され不足することで、目の代謝のために使われるビタミンが不足してしまいます。

喫煙と飲酒を同時に行うと、それぞれの悪影響が相乗的に働き、目の健康に深刻なダメージを与える可能性があります。例えば、喫煙によって血管が収縮し、血流が悪化した状態で飲酒をすると、アルコールの代謝が遅れ、体内に有害物質が蓄積しやすくなります。また、喫煙と飲酒は、どちらも活性酸素の発生を促進するため、酸化ストレスによるダメージが大きくなります。

喫煙や飲酒が嗜好品としてストレス緩和になっていることはわかるのですが、これが常態化し、依存するくらいになってしまうと、自ら進んで体を病気にしていると言えます。**禁煙でタバコはやめるようにし、お酒は純アルコール量を20g以内（ビールだと500ml程度、日本酒だと180ml程度）に抑えるなど、適切な量に留めるようにしましょう。**

そのマッサージ、危険かも！眼球を押すのは絶対にやめて

パソコンやスマートフォンを長時間使用した後など、目が疲れたときにマッサージをすると、一時的にスッキリしたような感覚を得られることがあります。**しかし、そのマッサージ、本当に目に良い効果をもたらしているのでしょうか。間違った方法で行うと、かえって目を傷つけてしまう危険性があります。**

目の周りには、多くの筋肉が存在します。これらの筋肉は、私たちがものを見る際に、常に働いており、特に近くのものを長時間見続けると、緊張状態が続き、疲労が蓄積します。**目の周りを優しくマッサージすると、これらの筋肉の緊張がほぐれ、血行が促進されます。血行が良くなることで、目の周りに溜まった疲労物質が排出されやすくなり、一時的に疲労感が軽減されることがあります。また、マッサージによるリラックス効果も、疲労回復に役立つ可能性があります。**

しかし、ここで注意しなければならないのは、**目の周りのマッサージによって、視力が**

回復したり、近視や老眼、白内障や緑内障などの眼疾患が治ったりすることは、医学的には証明されていないということです。

目の疲れの主な原因は、目の周りの筋肉の緊張や血行不良です。マッサージは、これらの症状を一時的に緩和する効果は期待できますが、視力低下や眼疾患の根本的な原因を解決するものではありません。

特に注意が必要なのは、眼球そのものを直接マッサージすることです。これは、非常に危険な行為であり、絶対にやめてください。目をこすることも、目の健康にとっては良くありません。目をこすると、角膜が傷つき、角膜炎の原因となります。また、アトピー性皮膚炎の人は、目をこする頻度が多いので白内障や網膜剥離のリスクが高まることが知られています。さらに、目をこするとまぶたの皮膚がたるみ、美容上の問題を引き起こす可能性もあります。

目を強くぎゅっとつむる行為も、できるだけ避けましょう。**強度近視の方は、眼球が長く、網膜が薄くなっているため、眼球への圧迫によって網膜に負担がかかり、網膜剥離などのリスクを高める可能性があります。**

目の疲れを感じたときは、マッサージよりも、目を温めるほうが効果的です。目を温めることで、血行が促進され、筋肉の緊張がほぐれ、疲労物質が排出されやすくなります。また、温めることによるリラックス効果も期待できます。

寝ていたら緑内障に⁉ 睡眠が回復ではなく、悪化になることも

良質な睡眠は、心身の健康維持に欠かせないものですが、実は「目の健康」にも深くかかわっています。あまりよく眠れていないと感じている人は睡眠の質が悪く、目の疲れやドライアイなどの症状がなかなか回復しません。**現代人にありがちですが、寝る直前までパソコンで作業をしていたり、ゲームで遊んでいませんか？ ベッドに入ってからもスマホを見続けていることはないですか？**

ブルーライトを含む強い光を浴びてしまうと、脳がまだ昼間だと勘違いしてしまい、睡眠を誘うホルモンであるメラトニンが抑制されてしまいます。寝ながらスマホは暗い中での近業作業になり、近視にも悪影響があります。せめて寝る1時間前には電子機器の使用を控えることで、睡眠の質を上げることにつながります。

寝ている最中の体勢にも要注意。**最も注意すべき睡眠習慣は、「うつぶせ寝」です。**うつぶせ寝は、顔を下にして寝る姿勢ですが、この姿勢では、下側になった目が枕などに圧

迫され、眼圧が上昇する危険性があります。

通常でも人は体を横たえると眼圧が上がります。うつ伏せになると目が頭の下に来ることで、眼球を直接圧迫するため、眼圧上昇のリスクが高く、緑内障の患者さんは避けるべき寝方と言えるでしょう。

最も良い寝方は仰向けです。横向きでも良いですが、下側になっている目の眼圧は少し高くなります。左右で緑内障の進行が違う場合、右か左、どちらか偏った寝方をしているかもしれません。

寝ている間なので自分では気づけないかもしれませんが、**「睡眠時無呼吸症候群」**の疑いがある場合は治療を受けてください。睡眠時に呼吸が止まってしまうので、中途覚醒が多くなりますし、血中酸素濃度が下がるので、それが視神経に酸化ストレスを与えてしまいます。**睡眠時無呼吸症候群の人は、緑内障になるリスクが10倍になると言います。**睡眠時無呼吸症候群の治療にはＣＰＡＰ（持続陽圧呼吸療法）があります。低酸素状態が続くと、目だけではなく体全体の不調につながるので、早めの治療をおすすめします。

夜、寝るときくらいは好きにしたい、という気持ちもわかります。しかし睡眠のバランスが崩れるとゆっくりと体も脳も不調に傾いていきます。**毎日質の良い7～9時間の睡眠が取れるよう、睡眠時の習慣を見直してみましょう。**

歩くだけで死亡率が変わる ウォーキングは体を変える

あなたは今日、何歩歩いたでしょうか。どれくらい歩いたか、把握していないでしょうか。一歩も動かず、部屋でゴロゴロしていた……なんてことはありませんよね？

目の健康状態と血液循環が密接にかかわっていることをこれまで書いてきました。運動不足になると、全身の血流が滞《とどこお》りがちになります。血液は、酸素や栄養素を全身に運ぶ役割を担っていますが、**血流が悪くなると、当然、目にも十分な酸素や栄養素が行き渡らなくなります。特に、網膜や視神経は、多くの酸素と栄養を必要とする組織です。そのため、血流が低下すると、これらの組織の働きが悪くなってしまいます。**

さらに、運動を怠ると肥満、高血圧、糖尿病、脂質異常症などの生活習慣病のリスクを高めます。これらの病気は、いずれも血管にダメージを与え、動脈硬化を促進します。動脈硬化は、全身の血管を硬く、もろくする病気で、目の血管にも悪影響を及ぼします。糖尿病網膜症、加齢黄斑変性症、緑内障などのリスクが高まるのは必至です。

1日10分のウォーキングでも、体が温まり、血流が良くなります。7000歩はウォーキングを約1時間行うことで達成できます。

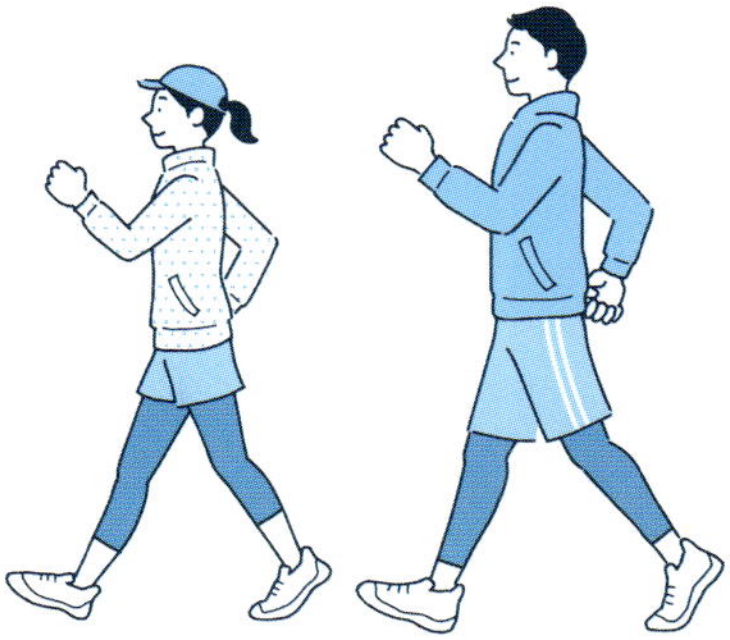

ウォーキング、ランニング、ジョギングなど有酸素運動を定期的に行うことで眼圧が下がることが報告されています。眼圧は緑内障にとても関連しているので、運動することで緑内障のリスクが減少する可能性があります。また、適度な運動には抗酸化作用や抗炎症作用があるので、網膜の酸化ストレスを減らす効果が期待できます。

とはいえ、いきなりジムへ行って筋トレや有酸素運動をするのは難しいですよね。**まずは近所のウォーキングから始めてみましょう。日々の通勤や買物のついでに行うことができます。歩く習慣をつけることで、免疫レベルが向上して感染症やメタボの予防、インスリンの感受性を高めることで糖尿病などの生活習慣病の予防にもなり、骨《こつ》粗《そ》鬆症《しょうしょう》の予防、筋肉の強化にもつながります。**ストレスや不眠、うつ、不安など自律神経に関連した不調、心疾患のリスクの軽減、認知症の予防や認知機能の改善、さらにはがんなどの病気にも効果があり、死亡率も減少するのです。

2110人の成人を対象に平均10・8年、経過を見た報告では、**1日7000歩以上歩くことで、死亡率がなんと50%～70%下がることが報告されました。**1日7000歩前後を目標にウォーキングをすることで体全体が健康になっていくとも言えます。

精神的なストレスは目にも大敵 マインドフルネスで意識を解放

現代社会はストレス社会とも言われ、多くの人が心身に様々な負担を抱えながら生活しています。実はこのストレス、体の不調だけでなく、目の不調にもかかわってきます。ストレス過多な状態が続くと、自律神経のバランスが乱れ、交感神経が過剰に優位になります。**交感神経は、活動時や緊張状態にあるときに働く神経です。交感神経が優位になると、血管が収縮し、血圧が上昇します。目の周りの筋肉を緊張させ、眼精疲労を引き起こしやすくします。また、涙の分泌量が減少し、ドライアイの原因にもなります。**

血管が収縮し、血流が低下するということは、血液循環にかかわる眼疾患にも悪影響があります。緑内障はその最たるものです。血流の低下、眼圧の上昇で、緑内障の発症や進行を促進する可能性があります。特に、真面目で几帳面、ストレスを溜め込みやすい性格の方は、注意が必要です。**ストレスを解消するには、十分な睡眠や運動が効果的です。**その他にも、信頼できる人に話を聞いてもらったり、映画や音楽、アウトドアなど、自分の趣味を楽しむのも良いでしょう。

しかしそれらを行うにも精神的な余裕が必要かもしれません。そんなときは**「マインドフルネス瞑想」**を試してみましょう。マインドフルネスと緑内障の研究では、瞑想をすることで眼圧が下がった、という報告があります。インドでの研究では1日45分の瞑想を21日間続けたら、何もしていない人と比べて眼圧がなんと25%も下がったと言います。**眼圧だけでなく、マインドフルネス瞑想は血圧低下、抑うつや不安の軽減、睡眠の改善など様々なメリットがあります。**とはいえ、長時間の瞑想を行うのは至難の業《わざ》です。**最初は5分間瞑想から始めてみてください。**ヨガもまた、マインドフルな状態になれます。呼吸を意識してヨガのエクササイズを取り入れることもストレス低減に効果があります。

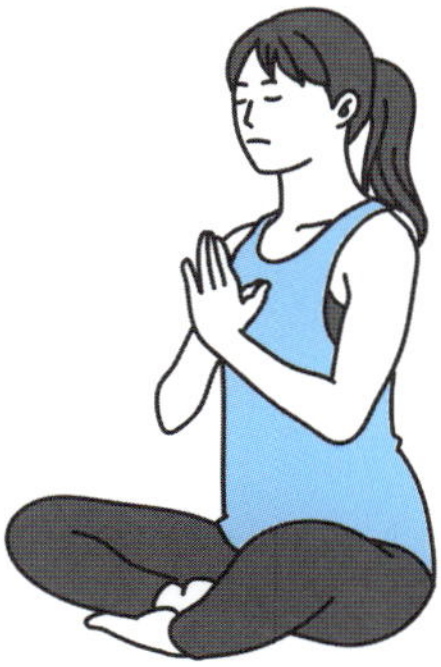

“今、ここ”の感覚に集中するのがマインドフルネスです。椅子に座るかあぐらをかく「静座」の状態で、ゆっくりと呼吸をします。空気が体に入って、出ていくのを感じることに集中します。

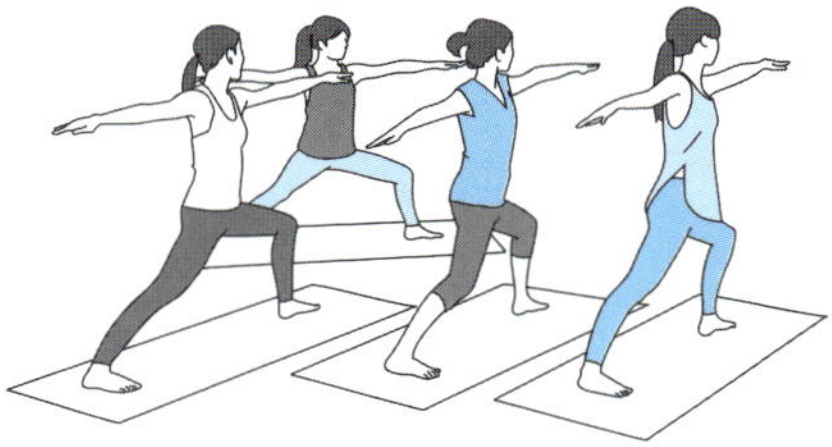

ヨガは体全体の状態を整えることができます。呼吸とともに体を動かすことで、柔軟性もアップし、血流も良くしてくれます。

絶対買ってはいけない目薬
市販の目薬を選ぶポイント

ドラッグストアで目薬を買うときに、成分を見ているでしょうか。コンタクトレンズの解説ページでも書いたように、市販の目薬が自分の状態と合うかどうかしっかり確認しないと、逆効果になってしまうことがあります。

市販の目薬は眼精疲労やドライアイ、花粉症用など様々です。ほとんどの目薬は第二類医薬品と第三類医薬品なのですが、有効成分を多く含んでいるのが第二類医薬品なのでそちらが良いと思っていたとか、高い目薬であればあるほど良いだとか、そういった判断をしてしまう人も多くおられます。

まず、**目薬に「防腐剤」、「血管収縮剤」、「清涼剤」の3つが含まれていないものを選んでください。**

防腐剤は**「塩化ベンザルコニウム」**というものです。防腐剤は目薬の中で雑菌が繁殖しないようにするために入っている成分なのですが、**この塩化ベンザルコニウムは角膜の表**

面に傷をつける原因になる場合があります。また、塩化ベンザルコニウムが入っている目薬は、ソフトコンタクトレンズを装着している状態では使用できません。

血管収縮剤は**「塩酸ナファゾリン」**や**「塩酸フェニレフリン」**という名前のように塩酸〇〇とついているものです。この成分は血管を収縮させて充血を一時的になくせるのですが、**効果が切れたらまた充血するだけでなく、リバウンドといってかえって充血する原因になることがあります。**

そして清涼剤。**「カンフル」**や**「メントール」**といった成分が含まれているものです。これらは医療用医薬品には含まれておりません。すっきりするので目に効いている感じがありますが、一時的な眠気覚ましか、さし心地が良いくらいの効果のみです。

市販の薬を買うときは、必ずどんな成分が入っているかを見るようにしましょう。飲み薬に関しても同じです。成分によっては処方薬の効果を低下させたり、症状が悪化する要因になることもあります。かかりつけ医の指示をもらうようにしましょう。

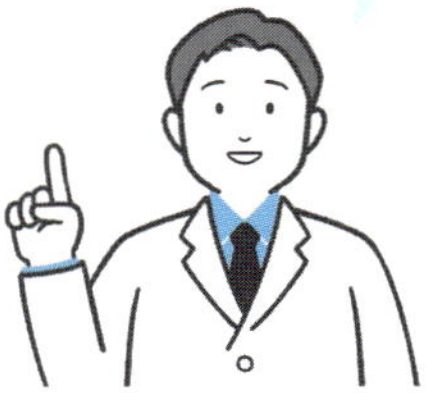

次に、**「ものもらいが治る」と書かれた目薬を購入する際は注意してください。**抗菌薬含有と書かれていても、市販のものには**「スルファメトキサゾール」**という弱い抗菌薬しか含まれておりません。弱い抗菌薬を使うと単純に効果がないだけでなく、治療するうえで抗生剤に抵抗するやっかいな耐性菌ができる原因にもなります。**ものもらいは適切な治療が遅れるとしこりが残りやすいですし、感染性の角膜炎なら同様に視覚障害を残す場合もあります。**目やにが出るなど感染を疑う場合は自己判断せずにすぐに受診しましょう。

目の感染症は、大きく3タイプに分けられます。アデノウイルスが感染するウイルス性のものや、ブドウ球菌による細菌感染症、またはカビのような真菌感染症があります。このうち抗菌薬は細菌に対する作用しかないので、細菌感染症にしか効果がないですし、その効果も弱いです。

最後に、**アレルギー用の目薬**です。市販のアレルギー薬はたくさん出ているのですが、多くの目薬に含まれているものは**「クロモグリク酸ナトリウム」**というものです。これはケミカルメディエーター遊離抑制作用があるもので、簡単に言うとかゆくなる前にさしたら一定の効果が期待できるものです。そのため、かゆくなってからでは効果は限定的です。以前「インタール」という名前で医療用医薬品にも含まれていたのですが、**現在はもっとかゆみを抑えられる成分が出てきており、市販の目薬よりも安価で処方することができます。**市販のアレルギー用目薬を買うときは注意してください。

原則は、市販の目薬を購入する前に、眼科医に相談していただきたいです。自分の症状を自己判断し、市販の目薬だけで対処していると、治療が遅れて後遺症を残してしまう場合があります。夏場に多いアデノウイルスが感染する結膜炎は、適切な治療が遅れると角膜に後遺症を残して視力低下を起こすことがあります。**緑膿菌《りょくのうきん》やアカントアメーバだった場合、適切に治療をしないと角膜潰瘍になって失明の恐れもあります。**ものもらいだとしても医療用の抗生剤の薬を使わないで治療が遅れた場合、切開手術が必要になることもあるので注意が必要です。2〜3日経っても改善しない場合、できるだけ早めに眼科を受診するようにしてください。

では、市販の目薬で買っていいものはあるのでしょうか。

ドライアイであれば第三類医薬品の目薬をおすすめします。これらには防腐剤や血管収縮剤は入っていません。具体的なおすすめは**参天製薬の「ソフトサンティア」**です。涙と同じ成分が入っているのでドライアイの乾燥感を緩和できます。ただしドライアイは点眼だけでは治らない場合があるため、効果を感じないようであれば眼科で検診してください。

もう1つは同じく**参天製薬の「サンヨード」**です。こちらはポピドンヨードが入った目薬で、抗菌力が強いです。ヨード製剤は細菌感染はもちろんのこと、先ほどのアデノウイルスのようなウイルス感染、カビのような真菌感染症にも効きます。しかしヨードアレルギーの人は使えないなどの制限はあります。

常用している薬に要注意
目に良くない副作用があるかも!?

普段から常用している薬はあるでしょうか。眼科を受診される方の中には、内科など他の科も受診し、高血圧や高脂血症などの治療を受けている方が多くいらっしゃいます。

薬には病気を治したり、症状を軽くしたりする役目がありますが、副作用もあります。これらの副作用についても注意しなければなりません。

例えば花粉症の薬の中には、眠くなってしまうものがあります。風邪薬ですと、薬疹《やくしん》という湿疹ができてしまう場合があります。同じように、市販薬でも処方薬でも、飲むと目に副作用が出てしまうものがあります。

軽いものだと乾き目、ドライアイや瞼の痙攣《けいれん》を起こします。重い副作用だと白内障の進行や、眼圧の上昇、視神経に炎症を起こすものもあります。症状改善のカギが薬をやめることだった、ということはよくあるので、私も内服薬の確認は必ず行っています。**医師には使用している薬を伝え、相談しましょう。**

いくつか、眼疾患と関連する薬を紹介します。

①抗コリン剤

これはアセチルコリンという神経伝達物質の働きを抑制させる作用があり、風邪薬や睡眠薬、精神病の薬、パーキンソンの薬、アレルギーの薬などいろいろな薬に含まれています。抗コリン作用によって、**隅角が狭くなるタイプの緑内障の人は、眼圧が急激に**

上がり、急性緑内障発作を起こす可能性があります。抗コリン作用は涙の分泌を抑えてしまうので、ドライアイも引き起こす可能性があります。

②ステロイド

全身の炎症を抑えるために使用されるステロイドですが、副作用は強いです。骨粗鬆症や胃潰瘍、糖尿病に加え、**目の影響で代表的なのはステロイド性の緑内障です。ステロイドの副作用で眼圧が一気に上昇してしまい、一気に視野欠損が進行してしまうことがあります。**また、白内障の原因ともなり、通常よりも早く白濁することがあります。ステロイドを使用されている方は定期的に眼科を受診されるようにしてください。

③ベンゾジアゼピン

睡眠薬や抗不安薬に含まれるベンゾジアゼピン系の内服薬は眼瞼痙攣《がんけんけいれん》と言って、まぶたがピクピク動く原因になることがあります。まぶたの痙攣は眼瞼ミオキミアというストレス要因のものが多いですが、中には薬の副作用が影響していることもあります。

④抗凝固薬

血液をサラサラにする薬を飲んでいると、目が真っ赤になることがあります。これを結膜下出血といって、白目の血管が切れて、真っ赤になってしまうのです。見た目が派手なのですが病的なものではありません。しかし、何度も真っ赤になる場合は内服を確認してみてください。

⑤エタンブトール

これは結核の薬です。**内服している人の8％ほどに薬剤性の視神経障害を起こすことが知られています。**視力が下がって、色の見え方も変化があります。早めに気づいて内服を中断すれば改善しますが、自覚症状が出にくいです。内服する際は、医師の指示に従って眼科も受診してください。

その他にも、抗がん剤なども含めるとまだまだありますが、主に注意が必要な薬に関して説明しました。あなた自身の使用している薬で、思い当たるようなことはありましたでしょうか。

薬は、私たちの健康を維持するために欠かせないものですが、副作用として目に悪影響を及ぼす可能性があることも、理解しておく必要があります。**薬を服用する際は必ず医師や薬剤師の指示に従い、用法・用量を守りましょう。目になんらかの異常を感じたら、すぐに眼科を受診し、適切な診断と治療を受けることが大切です。**

特に、複数の診療科を受診している方は、**「お薬手帳」を活用し、服用している薬の情報を眼科医と共有することが重要です。**これにより、薬の飲み合わせによる副作用のリスクを減らすことができます。

薬と上手に付き合い、目の健康を守るためには、眼科医との連携が不可欠です。気になる症状がある場合は、遠慮なく眼科医に相談しましょう。

第5章

眼疾患になってしまったら

レーシックとやＩＣＬで近視を矯正するのはもったいない!?

近視の矯正は眼鏡やコンタクトを使用しますが、目の手術を行うことで近視を矯正する、**レーシックやＩＣＬ（眼内コンタクトレンズ）といった屈折矯正手術**があります。

私自身も近視ですので、眼科医になる前はこういった手術で近視を矯正できることには憧れがありました。ですが、眼科医になってからも結局、眼鏡やコンタクトを使って過ごしています。**ＩＣＬやレーシックを受けて矯正すれば、一生裸眼で快適に過ごせるわけではありません。**

レーシックとＩＣＬは手術方法が全く異なりますが、どちらもピントを遠方に合わせてはっきり見えるようにする技術である点は変わりません。20代から30代までにこの手術を受けたのであれば当面は遠くも近くも問題なく見えると思いますが、**40代以降になってくると事情が変わります。そうです、老眼です。**術後に遠くがはっきり見えていたとしても、老眼によって手元が見にくくなり、老眼鏡が必要になってきます。

レーシックとICLの違い

ICL

- 角膜を切開して、虹彩と水晶体の間にレンズを挿入する
- 見え方に不満があれば、レンズを取り出すことができる
- 最強度近視にも対応している
- レンズ挿入時の感染症、傷口の炎症の可能性がある
- レーシックよりも高価である

レーシック

- 角膜を直接削り、屈折率を変化させる
- 角膜を変形させているので、手術後は元に戻せない
- 強度近視以上の人や角膜が薄い人は受けられない場合がある
- 術後10年程度で近視の戻りが発生する

現代は近業作業が多くなっています。私は眼科医になってから、手元、中間、遠方との見え方において優先順位は手元が一番だと思っています。

-3D前後の軽度近視であれば、手元30cmが裸眼ではっきり見えるので、老眼になっても30cmの距離であればピントが合います。-1Dや-2Dといった値であれば、50cm~1mは老眼が起きたとしてもピントが合います。この**軽度近視は老後の生活を考えると、実はかなり過ごしやすい近視の度数なのですが、これをわざわざ遠方に合わせて近視矯正するのはもったいない**と感じています。

その他にも、レーシックは10年に1割ほどは近視が戻ってしまいます。それに、角膜が薄くなってしまうので、眼圧の測定が不正確になってしまいます。ICLは眼内にレンズを入れるので、眼内炎が起きたり、角膜内皮細胞が減るリスクがあります。**これらのリスクをよく理解したうえで、将来的に裸眼で近業作業をできるようにしたいかなども検討できると良いでしょう。**

白内障手術は生活スタイルに合わせて自分に合った眼内レンズ選びが大事

白内障は水晶体が白濁してしまう病気です。加齢に伴って発生する場合が最も一般的で、**早ければ40歳から発症し、80歳を超えるとほとんどの人がなんらかの白内障の状態にあると言われています。**水晶体の濁りが進行し、視力が下がり、日常生活において見え方に困るようになれば手術が検討されます。白内障手術では、濁った水晶体を取り除き、眼内レンズに置き換えます。**現在では手術機器の進歩で、切開は小さく、短時間で済むようになりました。**強膜（白目）に約2・5㎜の小さな切開をして水晶体と眼内レンズの差し替えを行います。切開した傷口は縫うことなく塞がりますし、手術時間も10分程度です。

また、第2章でも述べたように、白内障手術は即決しないようにしてください。まだ見え方に困っていないのなら経過を見た方が良い場合もあります。また、**手術を受けるとなったとしたら生活スタイルに合った、裸眼で見たい距離を医師に伝えましょう。**遠方にピントが合うレンズを入れた場合、2～3m以降の遠くははっきり見えるようになったけ

白内障手術に用いる最上位機種

センチュリオン・ビジョンシステム

最新機器を用いることで、わずか10分程度で手術が済むようになりました。センチュリオンは、水晶体を破砕して吸い込む力と、手術中の眼内圧の変動を抑えてくれる機能が搭載されています。これによって、すばやく安全に手術を行うことができるようになっています。

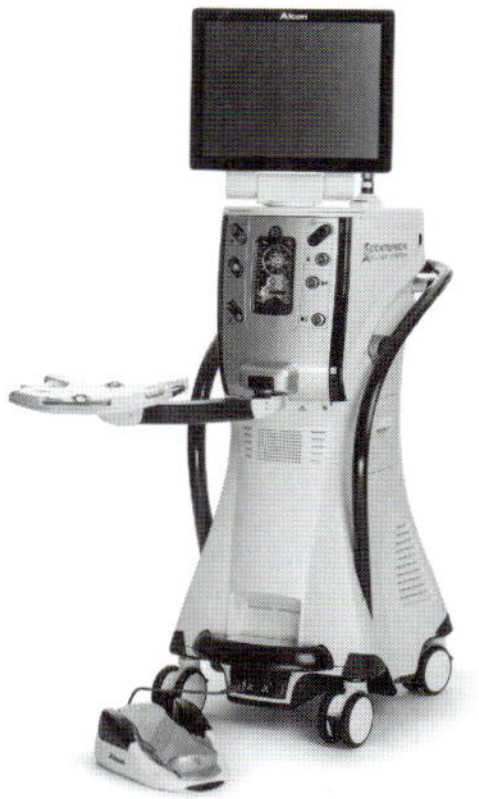

れど、近くが前より見にくくなってしまい、不満につながるケースもあります。例えば、読書で必要な30㎝の距離、パソコン作業で必要な60㎝の距離にピントが合わないと不満につながることもあるので、手術前に希望する見え方をきちんと伝えるのが重要です。**家の中で過ごすことが多く、スマホや読書、パソコンなどを使う近業作業が中心の人でしたら、手元重視の見え方を選択したほうが生活しやすいです。**

そして、白内障手術後に起こる可能性がある症状についても把握しておきましょう。1つは、**目がゴロゴロする**ことがあります。白内障手術は低侵襲と言って目に負担が少ないものですが、どうしても違和感が出る場合があります。もともとドライアイがある方は、手術で水がかかったり消毒液を使うため、角膜や結膜が荒れる場合があります。術後にさす目薬でもこういったゴロゴロとした違和感が生じる場合があります。防腐剤が入っているので、どうしても角膜や結膜に負担がかかります。**こういった違和感があっても、切開した部分を刺激したり、目をこすったり圧迫したりなどはしないで**

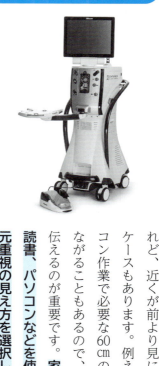

ください。目の違和感は数週間～1カ月で落ち着いてきます。

2つ目は新たな飛蚊症を自覚することがあります。飛蚊症自体は老化現象なので誰にでも起こるものです。白内障があるとその飛蚊症が見えないのですが、**手術で視界がクリアになると、もともとあった飛蚊症に気づく**のです。これは手術の失敗でも異常でもありません。ただし、手術後まれに合併症として網膜剥離が起こることがあります。強度近視の人は特に注意が必要で、**急に増えた飛蚊症を自覚したら、定期受診を待たずに、眼科へ行ってください。**

3つ目は、異常な光視症が起こることがあります。**視界に光が走って見える、視界の外側に三日月状の影が見える、という症状**です。これは、眼内レンズが元の水晶体よりもサイズが小さいため、入ってきた光がレンズの端に当たり、乱反射することで起こる現象です。これらは一時的なものなので、時間経過で落ち着いてくることが多いです。

これらの症状が出ることをあらかじめ知っておくとよいでしょう。

そして手術後の過ごし方で最も大事なのが、**手術後の感染症「術後眼内炎」**を起こさないことです。目に違和感があるからと手指で触ってしまうと感染症が起こるリスクがあります。**感染症には抗菌薬の点眼、点滴などが行われますが、ひどくなれば再度手術が必要となることもありますし、治療が遅れると最悪失明に至ることもあります。**術後の感染症は手術して「2週間以内」に起きることがほとんどです。そのため術後2週間の期間は特

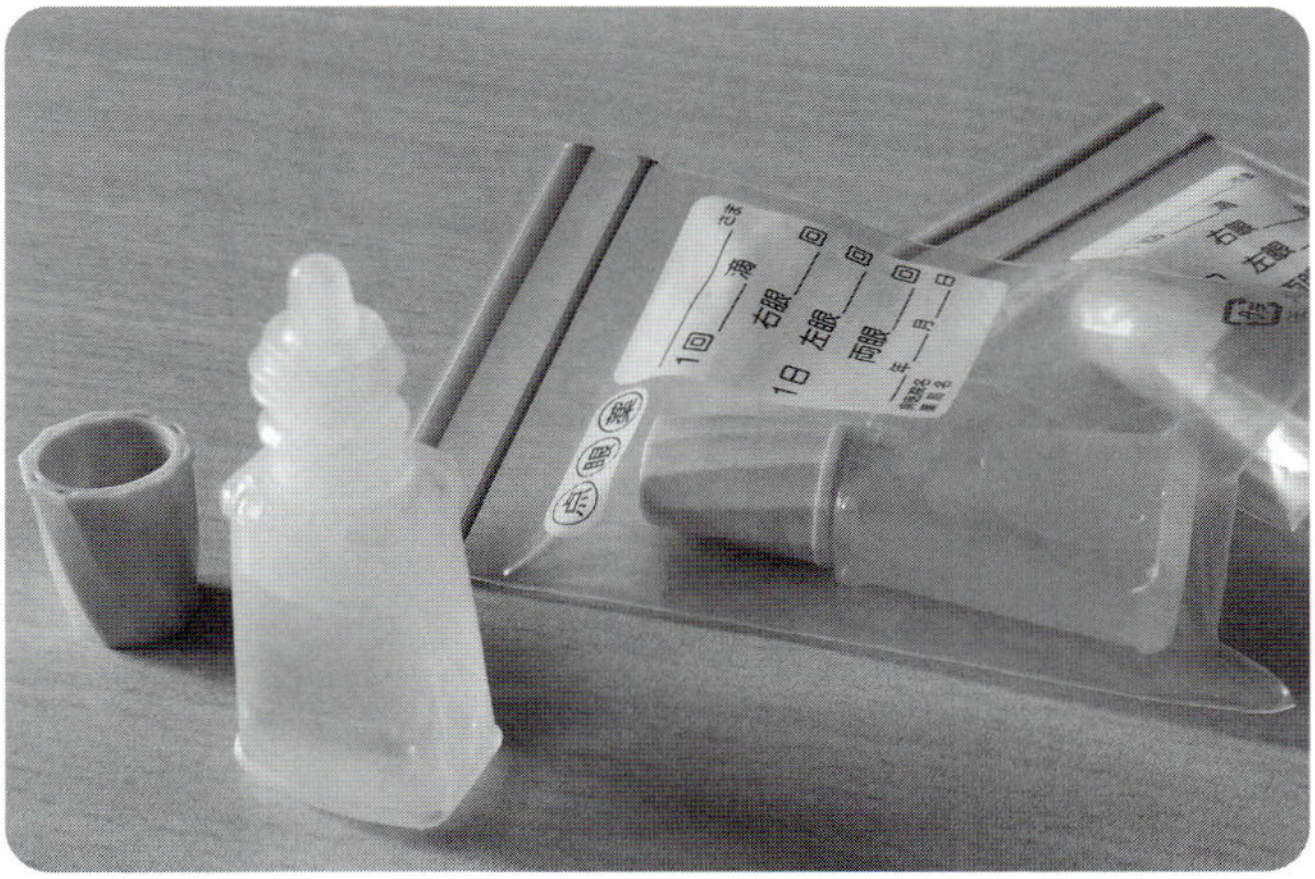

に大切で、手術痕が安定する1カ月の間はいろいろな制限があります。

手術当日は安静にして、早めに寝ることが基本です。香辛料やコーヒーなど刺激になるものは避け、もちろんタバコやお酒もダメです。翌日からは点眼を行っていきます。これは2カ月程度きちんと続けていただく必要があります。点眼は、1日に決まった回数を行うのが重要です。感染症に気をつけるためにも、**①手を清潔にし、②点眼ボトルがまつ毛や黒目に当たらないようにし、③一気にさしすぎない。**これらに気をつけてください。点眼を行っていても、しっかり目に入っていない場合もあります。このあとのP120から解説する目薬のさし方を参考にして、行ってみてください。

術後は目を守るために保護眼鏡をするところが多いです。目の手術痕が塞がるまでの1〜2週間は目をしっかりと守ってください。目に水が入らないように生活するのも大事です。水道水の塩素や不純物が目を傷つけたり、感染症につながる恐れがあります。

緑内障はゆっくりと進行する病気
点眼治療と視野検査が治療の要

日本国内での中途失明原因第1位である緑内障。もし眼科検診で緑内障が始まっていると診断されたらどうすれば良いのでしょうか。まず、あなたがどんな緑内障にかかっているのか、知る必要があります。

緑内障の状態は個人で大きく異なります。**年齢、無治療時の眼圧、持病、家族歴、アレルギーの有無、視野障害の進行度などを確認し、最適な処方をしていきます。緑内障の90%以上が原因不明の「原発《げんぱつ》緑内障」**です。なんらかの原因で房水《ぼうすい》の流れが阻害され、眼圧が上がってしまうのが最大要因です。といっても日本人の7割は眼圧が正常値なのに緑内障が進行する「正常眼圧緑内障」です。この原因はいまだにはっきりしていません。**しかし有力なのは眼圧の影響です。正常値であってもその人の視神経には負担になってしまっているのです。**

房水は角膜から水晶体の間にある空間を循環しています。毛様体で作られ、瞳孔を通って角膜側へ流れ、シュレム管という排出口から出ていきます。このシュレム管には線《せん》維《い》柱《ちゅう》帯《たい》という不純物をろ過するフィルターがあるのですが、ここが詰まって流れにくくなると、眼圧が上がってしまいます。これを**「開放隅角《かいほうぐうかく》緑内障」**と言います。

虹彩が房水の流れる隅角を塞いでしまい、流れをせき止めてしまうこともあります。こちらを**「閉塞隅角《へいそくぐうかく》緑内障」**と言います。白内障が進んで水晶体が肥大化することで起こる緑内障です。こちらは遠視の人や60代以上の女性に起こりやすいです。近視の人と比べて眼球が小さく、水晶体肥大の影響を受けやすいためです。

正常な房水の流れ

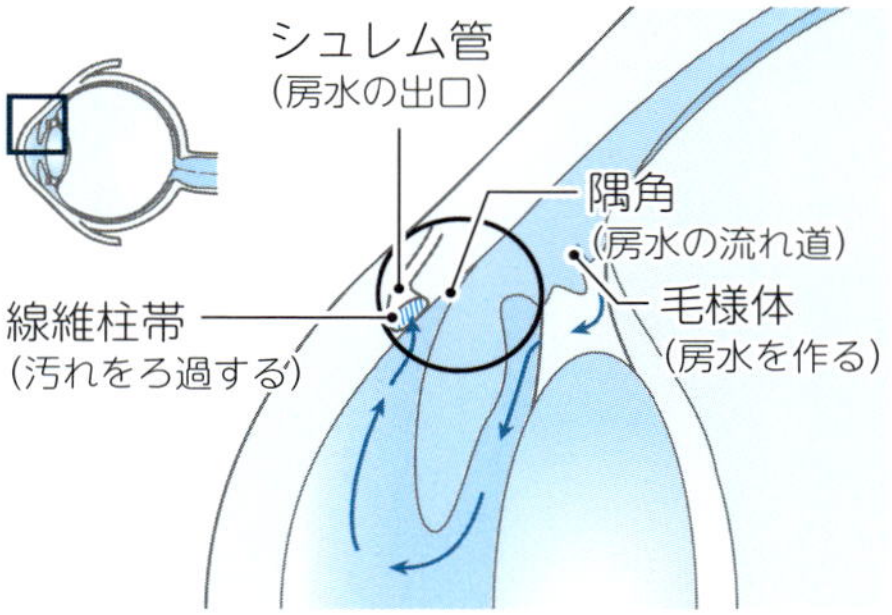

開放隅角《かいほうぐうかく》緑内障

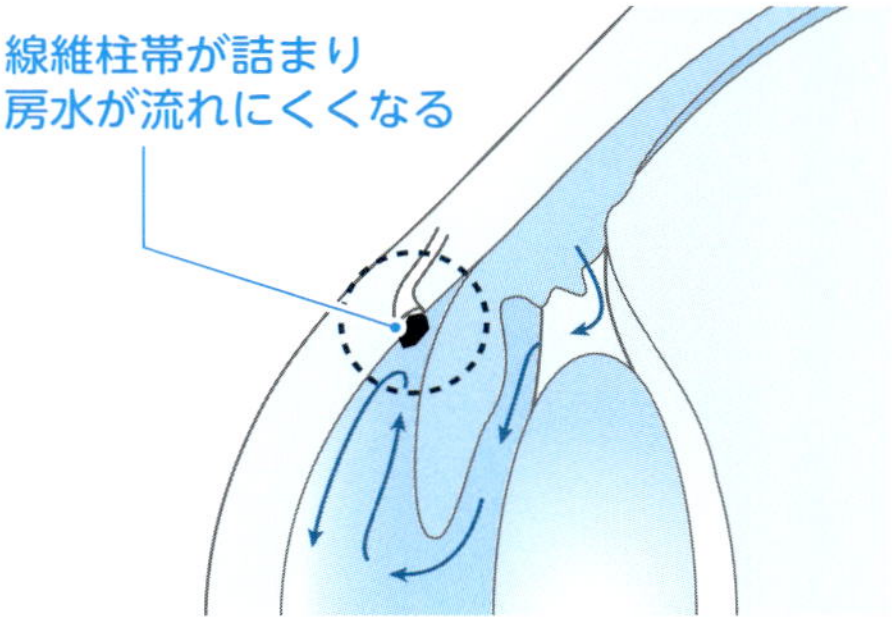

閉塞隅角《へいそくぐうかく》緑内障

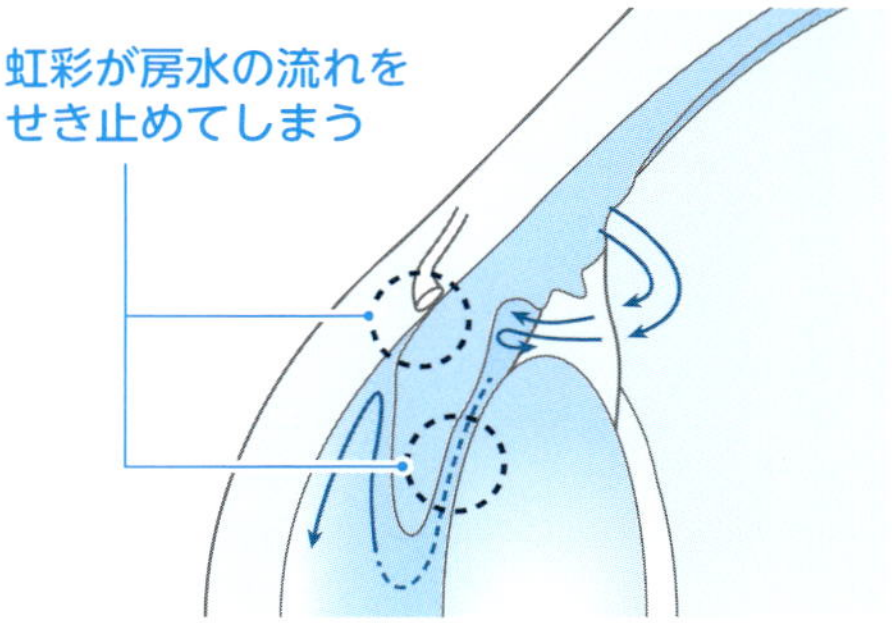

閉塞隅角緑内障は、**眼圧が急激に上昇し、目の痛みから頭痛、吐き気、霧視《むし》（かすみ目）などが起き、一晩で失明してしまう可能性のある「急性緑内障発作」を起こしてしまう可能性もあります。**この他にも、老化現象で房水にフケのようなものが流れてしまい、シュレム管を塞いでしまうことがあります。これを**「落屑《らくせつ》緑内障」**と言います。こちらも急激に眼圧が上昇し、進行が早いので危険です。目の良い人でも、眼科で検診を受けるのは、こういった緑内障のリスクをチェックするためです。

とはいえ、多くの緑内障は数年かけてゆっくりと視野欠損が進行します。すぐに治療開始、というわけではなく、まずは無治療状態の眼圧を測っていきます。患者さんのベースの眼圧を把握します。**その眼圧の値から20～30％下げることが治療の目的**となります。**30％眼圧を下げれば、8割方は進行が止まるという報告があります。緑内障で唯一効果が立証されている治療法は、眼圧を下げることです。**しかし、治療を開始したら、一生涯にわたって治療を継続しなければなりません。緑内障の進行は、定期的に眼科検診を受け、毎日の点眼を守っていければ、99％失明することはありません。治療を止めてしまうと、再び眼圧が上昇し、視神経が圧迫され、新しい欠損が現れます。

眼科ではこの視野欠損の進行度合いを測るために、「視野検査」が必要不可欠となります。ゆっくりと進む緑内障がどのように進行しているか、何度も視野検査を行う必要があります。検査結果は**「MD値」**で表されます。マイナス値が大きくなるほど進行しているのですが、検査のたびにブレが生じます。それらを平均してラインを引いていきます。**緑内障の視野の欠損は、ほとんどが視野の鼻側から始まります。鼻側から、下側（または上側）を通って徐々に広がっていきます。通常は黄斑（中心部）を避けて欠損していくので、末期になるまで気づかないことがほとんどですが、中心から視野欠損が始まるというケースも存在します。**中心部分から障害が始まると比較的進行が早いことが特徴です。

しっかりと検査をして、緑内障を見つけられた人は、眼科医と連携しながら視野欠損の進行を止めていきましょう。

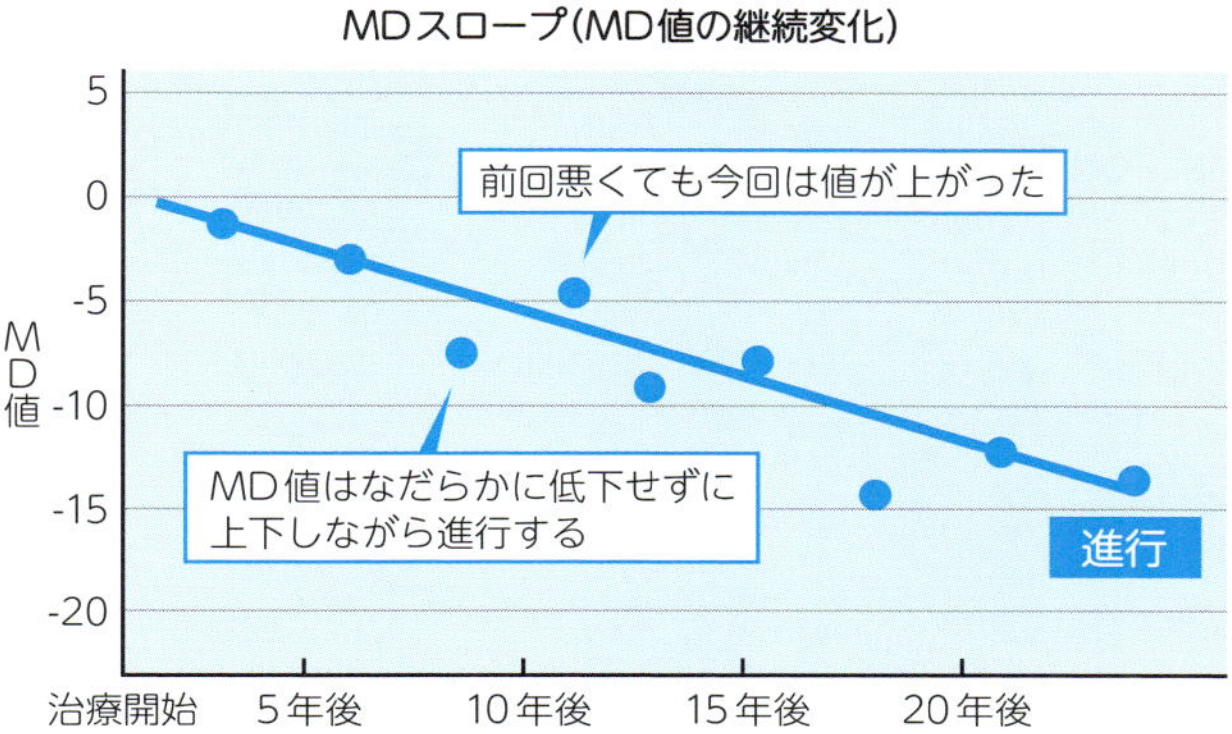

鼻側から耳側へ進行する

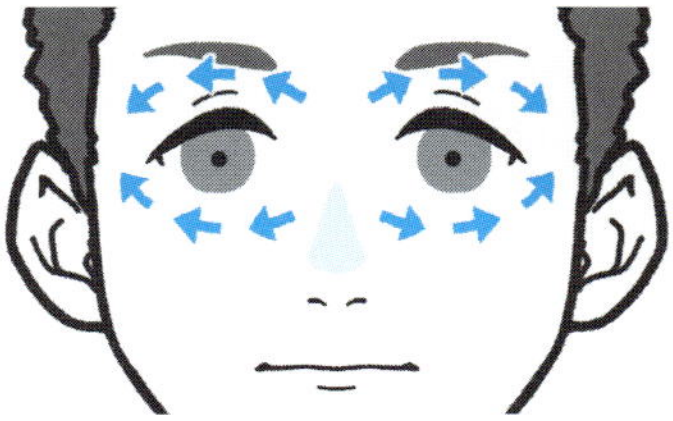

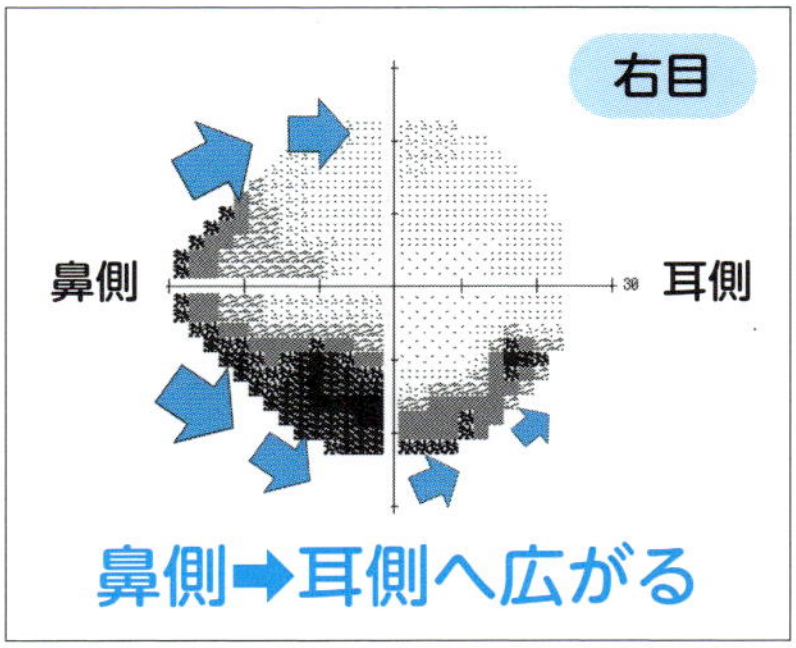

黒くなっている部分が、視野が欠損してしまった部分です。中心部を避けて広がります。

眼圧を強制的に下げる緑内障手術 負担のかからない方法が登場

緑内障の手術は白内障手術と違い、手術をすれば視力が回復したり見えやすくなるものではありません。点眼薬やレーザー治療で眼圧が十分にコントロールできない場合に検討されるもので、**場合によっては手術前より見え方が悪くなることもあります。**しかし今以上に眼圧を下げなければ、視野障害が進行すると予測される場合に手術が選択されます。

緑内障手術は、線維柱帯切除《せつじょ》術（目の外にバイパスを作り、大きく眼圧を下げる手術）と線維柱帯切開《せっかい》術（目詰まりを掃除し、房水の排出をスムーズにする手術。切除術に比べて眼圧を下げる効果は低いが、合併症のリスクも低い）と大きく分けて2つのタイプがあります。近年になって、目に負担をかけない低侵襲な新しい手術法が試みられています。

1つは「**プリザーフロ®・マイクロシャント緑内障手術**」です。これは、**小さなマイクロシャントという管を差し込んで、房水を排出させる方法です。線維柱帯切除術に含まれる手術になりますが、低侵襲で短時間に行えるという特徴があります。**

新しい緑内障手術

プリザーフロ®・マイクロシャント緑内障手術

- 2022年３月に国内認証を得た、最も新しい緑内障手術
- 全長8.5㎜の極小の管を目の中に差し込むだけなので傷口が小さい
- 安定して房水を排出し、眼圧を下げることができる
- 炎症のある人や、閉塞隅角緑内障の人には適応できない

低侵襲緑内障手術　MIGS《ミグス》

- いくつかの種類があり、医院によって施行している方法が違う
- 「ステント」という金属製の筒を埋め込み、房水排出を促す
- 多少の出血を伴う場合があるが、数日で回復する
- あくまで軽度～中等度の緑内障患者に適応される

もう1つは「MIGS《ミグス》」という「線維柱帯切開術」を低侵襲に行う手術で、いくつかの方法が存在しています。**線維柱帯にステントという管をつける「iStent」、電気メスで線維柱帯を切開して除去する「トラベクトーム」、細いフックで線維柱帯を裂くように切開する「マイクロフックトラベクロトミー」の3つが代表的です。**これらは軽度～中等度の緑内障患者さんが対象となります。事情により点眼治療が難しい患者さん（体が不自由、認知症、点眼薬アレルギーなど）や、他の緑内障手術が困難な症例に対して行うこともあります。

こちらの手術も短時間で終わり、日帰りで行うことができます。**かなり視野障害が進行している人や、大きく眼圧を下げる必要がある人は「線維柱帯切除術」、軽度、中程度で点眼がうまくいかない人は「線維柱帯切開術」を検討します。**とはいえ、緑内障は手術を行わず点眼で治療を続けていけるのが良いです。ですが、こういった手術方法があることも覚えておくと良いでしょう。

目薬をうまくさせないと病気が治せないし、悪化してしまう！

当たり前ですが目薬は目の表面に当たらないと効果が出ません。白内障手術後も緑内障治療も、目薬がきちんとさせていないと、意味がなくなってしまいます。点眼は毎日数回行うものですので、正しいさし方を覚えておきましょう。

目薬をさす際はどうしても目の周辺を触ります。手指を不潔にしていると感染症のリスクが高まってしまいます。**目薬をさす前は必ず手を洗ってください。**そして使用する目薬が正しいものか、期限が切れていないかを確認してください。種類によっては使用前にボトルを振らなくてはならないものもあります。使用方法はしっかり確認しましょう。

左の解説で、「下瞼下垂法《かげんかすい》」と「げんこつ法」を紹介しています。下瞼下垂法は下のまぶたを引っ張るもので、目薬が当たる範囲が広くなるのが利点です。げんこつ法は、直接目に触れることなく行え、安定するのが利点です。自分に合った目薬のさし方を行ってください。

基本的な目薬のさし方

眼球はデリケートな部位です。指が粘膜に触れるため、必ず手を洗ってきれいにしましょう。

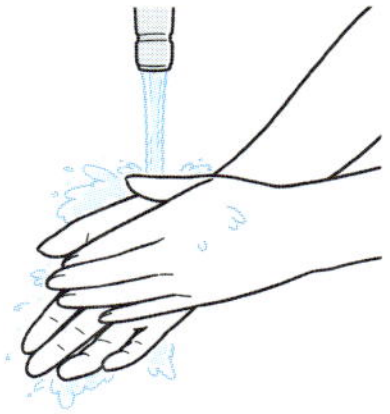

げんこつ法

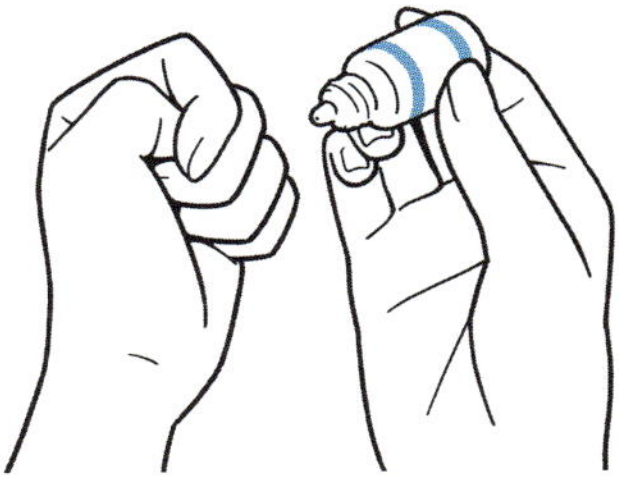

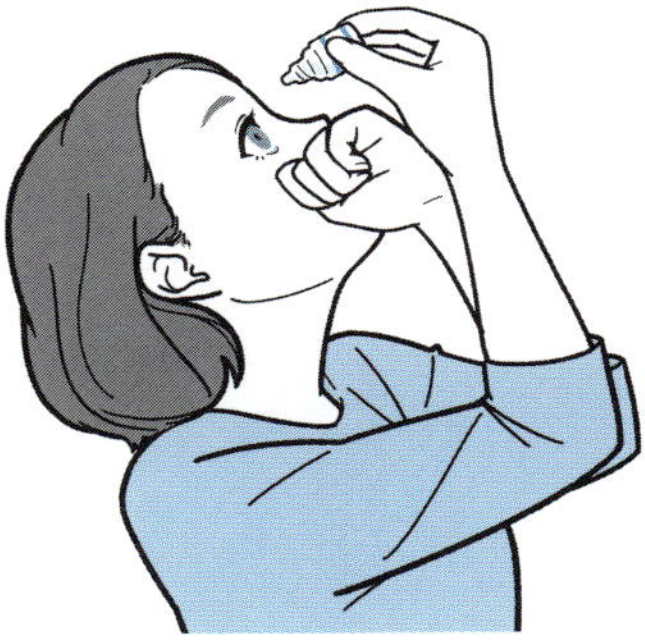

片方の手で目薬をさす手を支えるので、点眼する際のブレを減らせる方法です。片手は親指を中に握り込むようにしてげんこつを作り、目の下に当ててまぶたを下に軽く引きます。げんこつに目薬を持つ手をのせて、点眼します。

下瞼下垂法《かげんかすい》

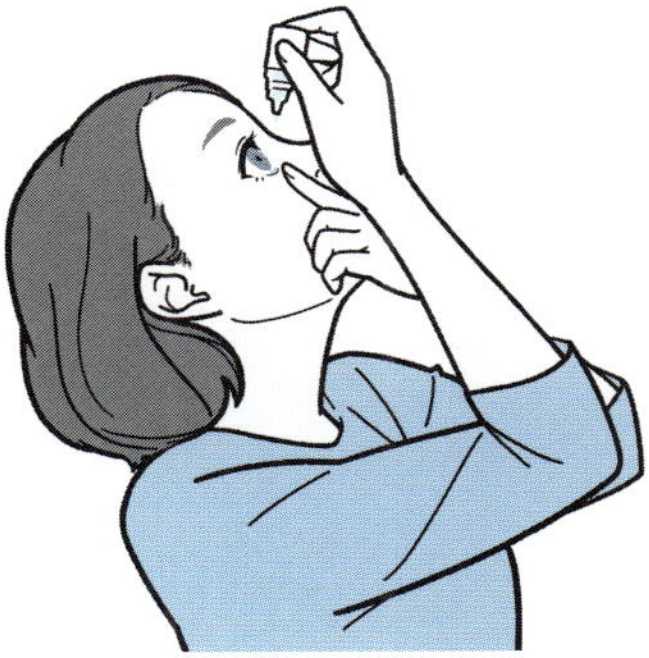

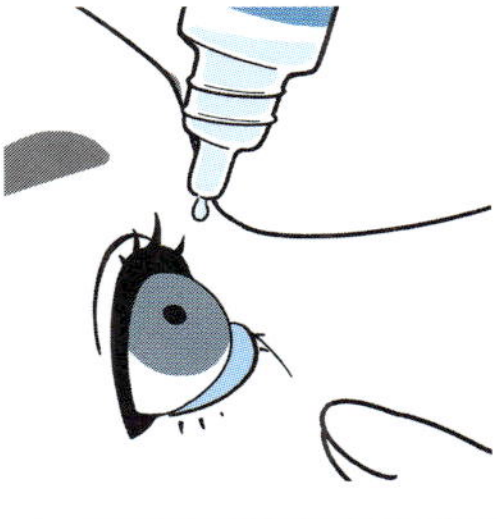

下まぶただけを軽く引いて「アッカンベー」をするように目を開く方法です。下まぶたには結膜嚢《のう》という部分があり、下まぶたを引いた部分に目薬が入れば目全体に薬の成分が行き届きます。

目薬をさしても、目に当たらずまぶたに当たっていたり、ほとんど流れ出てしまっていたりして正しく点眼が行えていないことがあります。**緑内障の場合、目薬をさしているのに眼圧が下がっていない、ということがありますが、目薬が効いていないのではなく、目薬のさし方が間違っている場合があります。**飲むだけでいい内服薬と違い目薬はさし方も大切になります。正しいさし方でないと、目薬の効果が発揮されません。目薬をきちんと使えている人と使えていない人とでは、**緑内障の視野進行の速度はは6倍も差が出た**という報告もあるぐらいです。

目薬をさす際に気をつけたいポイントは、**ボトルが汚染されないようにすること、点眼**

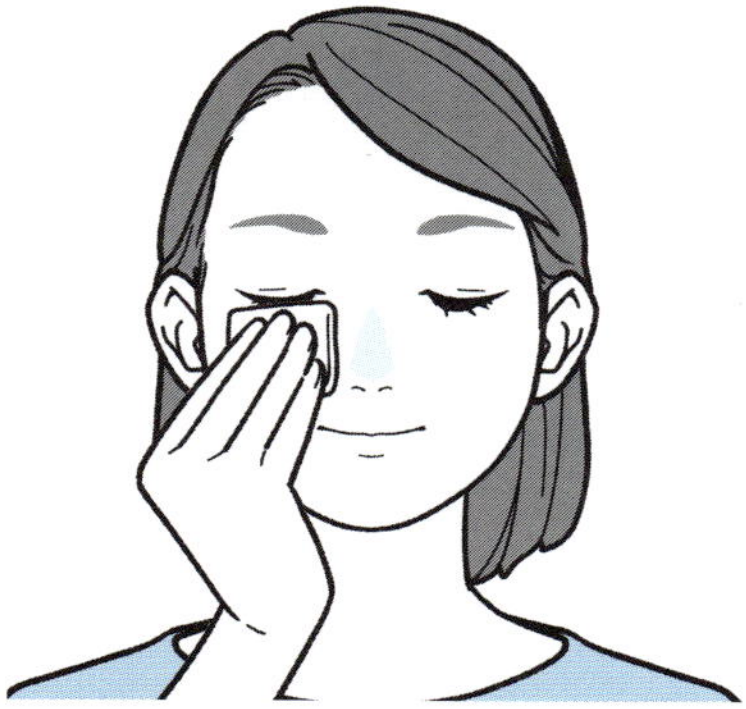

点眼したらまぶたを閉じ、あふれた薬液をガーゼやティッシュなど清潔なもので拭き取りましょう。このとき瞬きはしないように。

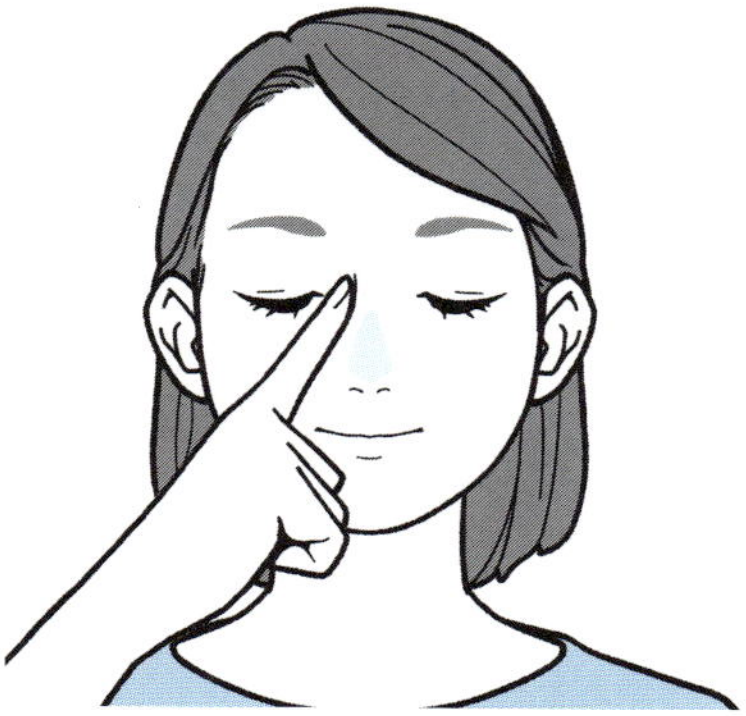

その後、目をつむったまま、目頭を押さえて１分間待ちましょう。眼球に薬液を留め、流れ出ないようにするためです。

直後に瞬きをしないこと、用法容量を守ることです。目薬をさす際に、指が目の中に入ってしまっていたり、ボトルの先がまつ毛やまぶたに触れてしまうと、汚れから感染する恐れがあります。また、点眼直後は1分程度閉眼しましょう。すぐに10回瞬きすると点眼の効果がほとんどなくなるとも言われています。ボトルから垂らす量は1滴でよいです。

目薬には水溶性のものや懸濁《けんだく》性、ゲル状のものがあり、目薬をさす順番（水溶性→懸濁性→ゲル状→軟膏《なんこう》の順）も重要です。**医師の指示をよく聞いて、その順番どおりにさすようにしてください。**また、目薬をさす間隔は5分ほどあけてから次の目薬をさすようにしてください。これらの用法を守ることが、眼圧を下げ、緑内障の進行を食い止めることにつながります。

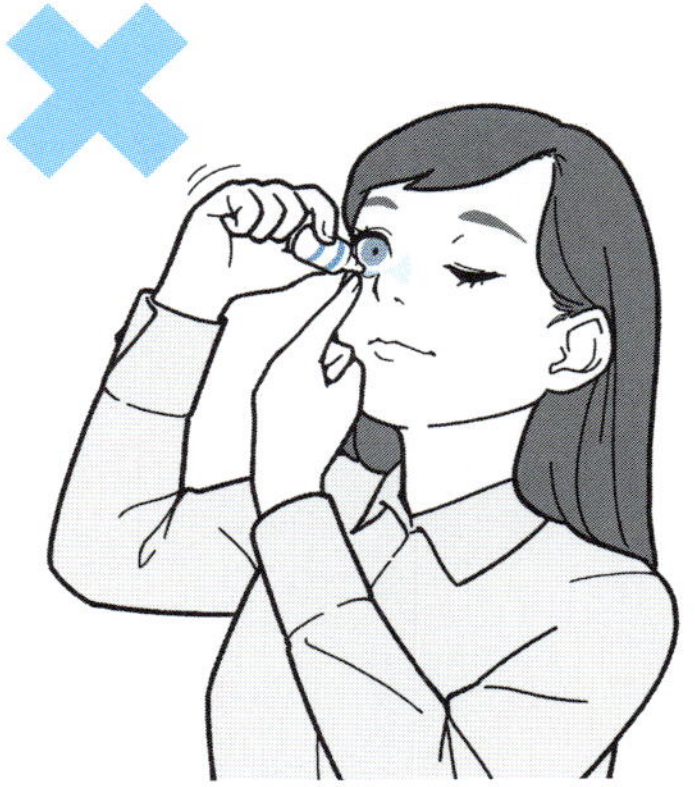

目薬のボトルの先がまつ毛やまぶたに触れないように気をつけましょう。

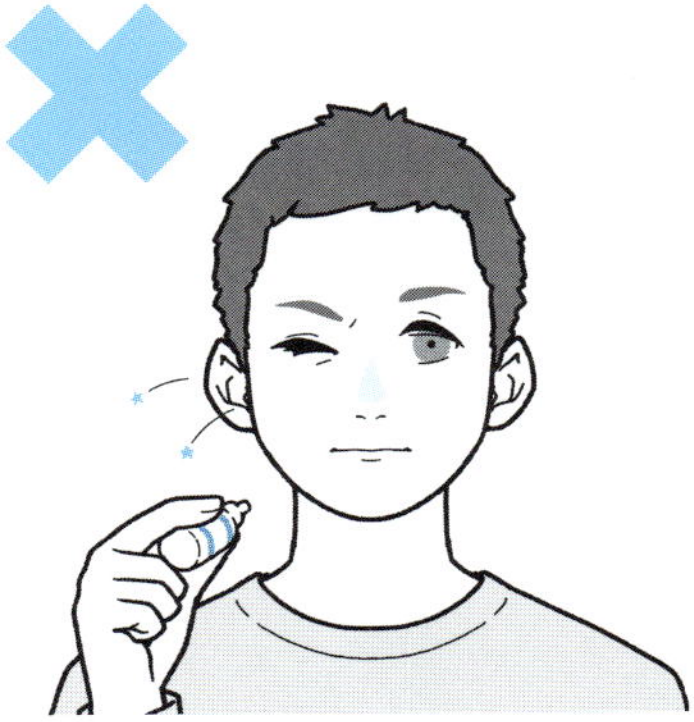

点眼後は瞬きをしない。瞬きをすると薬液が涙の通り道（鼻涙管）を流れていってしまいます。

全盲ではなくても支援を受けられる視覚障害の保障を知っておこう

視覚障害の請求は全く見えない全盲の状態にならないと申請できないと考えられている方も多く、本来受けられる支援やサービスを見逃している場合も多いようです。**例えば、片目視力が0・7程度あったとしても、視野障害の程度によっては視覚障害2級に該当し、医療費が無料になるケースもあります。**※ある程度緑内障が進んで見にくくなれば自動的に視覚障害の認定の案内が来るわけではありません。患者さん自身が、視覚障害の要件を満たしていないか定期的に医師に確認する必要があります。見にくくて困っている方、見えなくなったらできることを知っておくと備えになります。

視覚障害は主に「視力障害」と「視野障害」の2つによって決まり、それぞれ検査結果によって障害認定基準が定められています。視力障害は全く視力がなく明暗も分からない「全盲」や、少し視力が残っている「低視力」の場合と様々です。視野障害も程度によって重症度が異なります。自動視野検査またはゴールドマンの動的視野検査を行い視野障害

※医療費無料になるケースは、所得や自治体によって異なります。

の程度を判定します。

該当する場合次のような手当や給付金を受け取ることができます。

①身体障害者手帳：身体障害者手帳は、**障害者の経済的または物理的負担をサポートしてくれる証明書**です。身体障害者手帳を持つことで、医療費の助成、税金の減免や公共料金、交通運賃の割引、補装具の交付、障害者雇用枠での就労が受けられます。その他、市区町村で独自の手当てやサービスを行っている場合もあります。障害があると生活費の面でも医療費の面でも出費がかさむことが多いので、経済的な負担を感じている方には利用価値が高いと言えます。

②障害年金：障害年金は、**原則公的年金に加入している人が怪我や病気によって生活や就労が制限されてしまった場合に受け取ることができる年金**です。現役世代であっても年金の加入・納付状況、障害の状態によって、受給できる場合があります。

医師の診療を初めて受けた時に加入していた公的年金により、支給される障害年金の種類が決まります。※

③民間の医療保険に加入している方が受け取れる給付金：緑内障などの**治療で入院や手術を行った場合には、医療保険の「入院給付金」や「手術給付金」の対象**となります。

視野障害が進行していたり、視力が低下していたりする場合には、視覚障害認定される可能性があるかどうか、主治医に相談してみるとよいでしょう。

※年金法の定める障害年金の基準と身体障害者手帳の基準は異なります。別々の書類が必要です。

- Effects of egg consumption on carotenoid absorption from co-consumed, raw vegetables
  The American Journal of Clinical Nutrition. 2015 Jul;102(1):75-83.
- Xanthophyll carotenoids are more bioaccessible from fruits than dark green vegetables
  Nutrition Research. Volume 27, Issue 5, May 2007, Pages 258-264
- Sulforaphane inhibits advanced glycation end product-induced pericyte damage by reducing expression of receptor for advanced glycation end products
  Nutr Res. 2014 Sep;34(9):807-13.
- Nattokinase Attenuates Retinal Neovascularization Via Modulation of Nrf2/HO-1 and Glial Activation
  Invest Ophthalmol Vis Sci. 2021 May 3;62(6):25.
- Coffee, Caffeine, and Health
  N Engl J Med. 2020 Jul 23;383(4):369-378.
- Sub-Chronic Consumption of Dark Chocolate Enhances Cognitive Function and Releases Nerve Growth Factors: A Parallel-Group Randomized Trial
  Nutrients. 2019 Nov 16;11(11):2800.
- Prospective Study of Oral Health and Risk of Primary Open-Angle Glaucoma in Men: Data from the Health Professionals Follow-up Study
  Ophthalmology. 2016 Nov;123(11):2318-2327.
- A Pilot Study to Evaluate the Oral Microbiome and Dental Health in Primary Open-Angle Glaucoma
  J Glaucoma. 2017 Apr;26(4):320-327.

参考文献

- 文部科学省　学校保健統計調査－令和５年度（確定値）の結果の概要
https://www.mext.go.jp/b_menu/toukei/chousa05/hoken/kekka/k_detail/2023.htm

- 日本近視学会　公式サイト　https://www.myopiasociety.jp/
- 日本緑内障学会　公式サイト　https://www.ryokunaisho.jp/
- 日本眼感染症学会　公式サイト　https://www.jaoi.jp/
- 日本眼科学会　公式サイト　https://www.nichigan.or.jp/

- 『子どもの近視ハンドブック』　参天製薬（2024 年８月作成）

- 眼の障害に関する障害等級認定基準について
（平成 16 年６月４日付け基発第 0604004 号）

- The Complications of Myopia: A Review and Meta-Analysis
Invest Ophthalmol Vis Sci. 2020 Apr 29;61(4):49.

- Nutritional supplementation in the treatment of glaucoma: A systematic review
Surv Ophthalmol. 2019 Mar-Apr;64(2):195-216.

- Risk Factors Associated with Structural Progression in Normal-Tension Glaucoma: Intraocular Pressure, Systemic Blood Pressure, and Myopia
Invest Ophthalmol Vis Sci. 2020 Jul 1;61(8):35.

- Dietary carbohydrate and the progression of age-related macular degeneration: a prospective study from the Age-Related Eye Disease Study
The American Journal of Clinical Nutrition Volume 86, Issue 4, October 2007, Pages 1210-1218

- Steps per Day and All-Cause Mortality in Middle-aged Adults in the Coronary Artery Risk Development in Young Adults Study
JAMA Netw Open. 2021;4(9):e2124516.

- Consumption of one egg per day increases serum lutein and zeaxanthin concentrations in older adults without altering serum lipid and lipoprotein cholesterol concentrations
The Journal of Nutrition. 2006 Oct;136(10):2519-24.

デザイン	山中里佳（株式会社ウエイド）
ＤＴＰ	株式会社ウエイド
イラスト	森崎達也（株式会社ウエイド）
イラスト・写真提供	イラストAC、写真AC
校　正	ペーパーハウス
編　集	岡田勘一（有限会社マイストリート）
企画編集	佐藤弘和（扶桑社）

一生目が見える人のすごい習慣

発行日　2025年2月28日　初版第1刷発行

著　者　真鍋佑介
発行者　秋尾弘史
発行所　株式会社 扶桑社
〒105-8070
東京都港区海岸1-2-20
汐留ビルディング
電話　03-5843-8842（編集）
03-5843-8143（メールセンター）
www.fusosha.co.jp

印刷・製本　タイヘイ株式会社印刷事業部

Printed in Japan　ISBN 978-4-594-09909-1